DAS GROSSE NIERENDIÄT

KOCHBUCH FÜR ANFÄNGER

NIERENFREUNDLICHE ERNÄHRUNG MIT ÜBER 100 REZEPTEN, EINEM 28-TAGE SPEISEPLAN UND KÖSTLICHEN GERICHTEN FÜR BESONDERE ANLÄSSE

Mette Feld

ZUGANG ZU IHREM BONUS

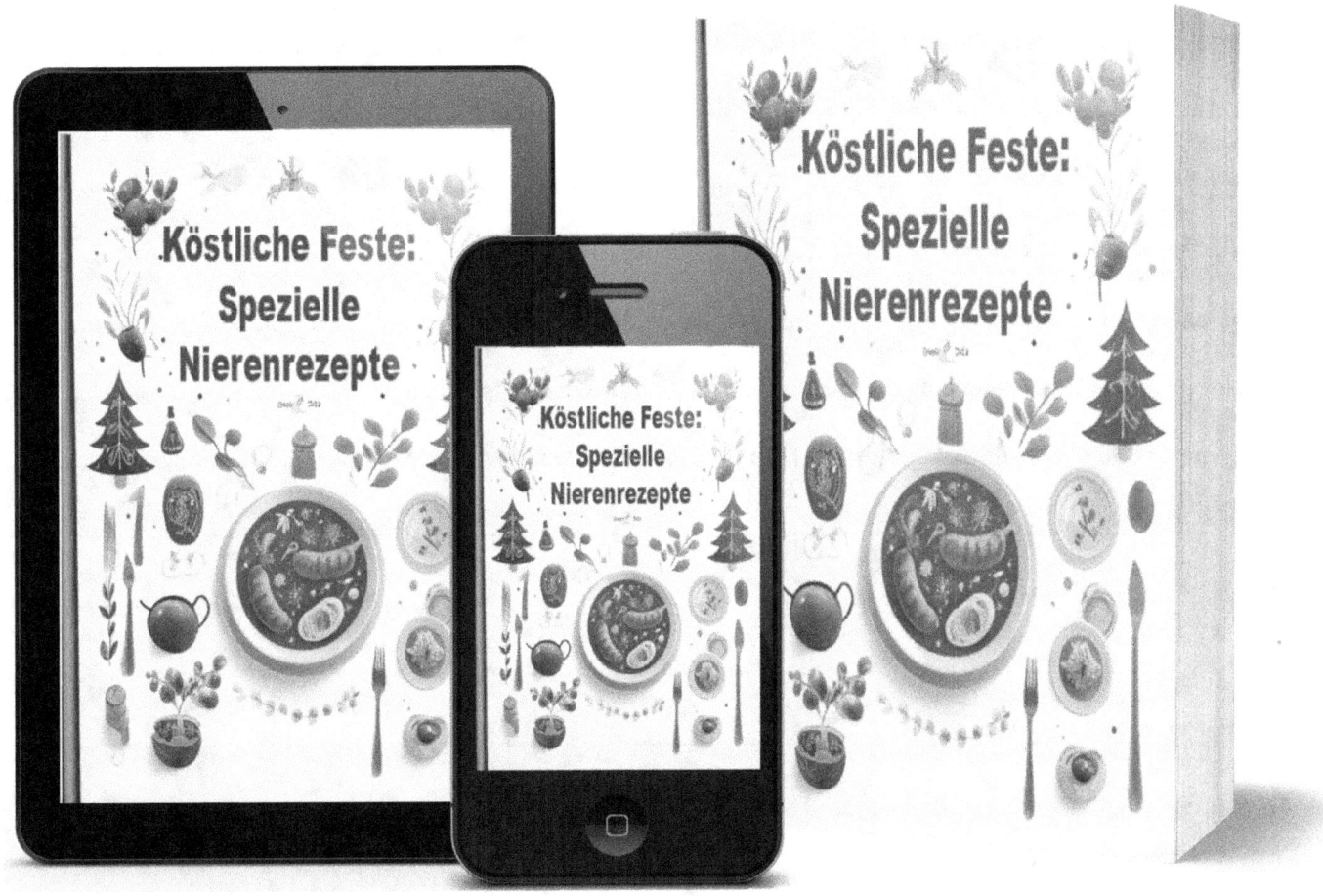

BIS ZUM ENDE SCROLLEN UND QR-CODE SCANNEN

Inhaltsverzeichnis

Einleitung

Die Bedeutung einer gesunden Ernährung wird oft unterschätzt, besonders wenn es um spezifische gesundheitliche Herausforderungen wie Nierenerkrankungen geht. Dieses Buch, "Das große Nierendiät Kochbuch für Anfänger", wurde mit dem Ziel verfasst, Menschen, die an Nierenerkrankungen leiden, zu helfen, ihre Ernährung besser zu verstehen und anzupassen. Es soll Ihnen nicht nur theoretisches Wissen vermitteln, sondern auch praktische Anleitungen und köstliche, nierenfreundliche Rezepte bieten, die Ihren Alltag bereichern. Durch die Kombination aus fundiertem Wissen und praxisnahen Tipps soll dieses Buch eine wertvolle Ressource auf Ihrem Weg zu besserer Nierengesundheit sein.

Vorstellung des Buches und seines Zwecks

Die Entscheidung, dieses Buch zu schreiben, entsprang einer tiefen Überzeugung und einem echten Bedürfnis, eine Lücke in der Ernährungsberatung für Menschen mit Nierenerkrankungen zu schließen. In meiner jahrelangen Praxis als Ernährungsberaterin habe ich immer wieder festgestellt, wie schwierig es für Betroffene sein kann, geeignete und zugleich genussvolle Rezepte zu finden. Oft sind sie überwältigt von den vielen Ernährungsempfehlungen, die sie beachten müssen, und haben das Gefühl, auf vieles verzichten zu müssen, was sie lieben. Dieses Buch soll eine Brücke schlagen zwischen den notwendigen diätetischen Einschränkungen und einem lebensfrohen, genussreichen Essverhalten.

Ein Hauptziel dieses Buches ist es, Klarheit und Struktur in die Ernährung für Nierenkranke zu bringen. Ich möchte Ihnen zeigen, dass eine nierenfreundliche Diät weder kompliziert noch eintönig sein muss. Im Gegenteil, mit den richtigen Rezepten und etwas Planung können Sie eine Vielzahl an köstlichen Gerichten genießen, die sowohl Ihre Gesundheit unterstützen als auch Ihre Geschmacksknospen erfreuen.

Jedes Rezept in diesem Buch wurde sorgfältig entwickelt und getestet, um sicherzustellen, dass es nicht nur den ernährungsphysiologischen Anforderungen gerecht wird, sondern auch einfach zuzubereiten und lecker ist. Ob Sie ein erfahrener Koch oder ein völliger Neuling in der Küche sind, Sie werden feststellen, dass die Rezepte leicht verständlich und nachkochbar sind. Die Zutaten sind weitgehend in normalen Supermärkten erhältlich, und die Zubereitungsschritte sind so gestaltet, dass sie auch in einen hektischen Alltag passen.

Ein weiteres zentrales Anliegen dieses Buches ist es, Ihnen ein Gefühl der Kontrolle und Sicherheit zu geben. Nierenerkrankungen können eine erhebliche Belastung darstellen, und die richtige Ernährung spielt eine entscheidende Rolle im Umgang mit dieser Erkrankung. Durch die Einhaltung der hier vorgestellten Diät können Sie aktiv zu Ihrer Gesundheit beitragen und möglicherweise das Fortschreiten der Krankheit verlangsamen. Diese Gewissheit und das Wissen, dass Sie durch Ihre Ernährung einen positiven Einfluss auf Ihre Gesundheit ausüben können, sollen Ihnen Kraft und Zuversicht geben.

Dieses Buch richtet sich nicht nur an die Betroffenen selbst, sondern auch an deren Familien und Freunde. Oft sind es die nahestehenden Personen, die mitkochen und unterstützen, und auch sie sollen in der Lage sein, diese Rezepte leicht umzusetzen. Daher sind die Anleitungen so formuliert, dass sie jeder verstehen und nachmachen kann. Es soll Freude machen, zusammen zu kochen und neue Gerichte auszuprobieren, ohne ständig an die Krankheit denken zu müssen.

Ein weiteres wichtiges Ziel dieses Buches ist es, das Bewusstsein für die Bedeutung einer nierenfreundlichen Ernährung zu schärfen. Viele Menschen sind sich der Auswirkungen ihrer Ernährung auf die Nierengesundheit nicht bewusst, bis sie selbst oder jemand in ihrem Umfeld betroffen ist. Dieses Buch soll auch als Bildungsressource dienen, um das Verständnis für Nierenerkrankungen und die Wichtigkeit der Ernährung in diesem Kontext zu vertiefen. Je mehr Sie über Ihre Krankheit und die Rolle der Ernährung wissen, desto besser können Sie informierte Entscheidungen treffen und Ihre Gesundheit positiv beeinflussen.

Die Rezepte in diesem Buch sind nicht nur gesund, sondern auch vielfältig und kreativ. Sie werden überrascht sein, wie viele verschiedene Geschmacksrichtungen und Texturen Sie auch mit einer eingeschränkten Diät erleben können. Von herzhaften Frühstücksgerichten über sättigende Hauptmahlzeiten bis hin zu süßen Snacks und erfrischenden Getränken – jede Mahlzeit wird zu einem Genussmoment, den Sie ohne Bedenken genießen können.

Zum Schluss möchte ich betonen, dass dieses Buch aus einem Ort der Empathie und des Verständnisses heraus entstanden ist. Ich weiß, dass eine Nierenerkrankung das Leben grundlegend verändern kann und dass die Umstellung auf eine spezielle Diät eine Herausforderung darstellen kann. Mit diesem Buch möchte ich Ihnen Werkzeuge und Inspiration an die Hand geben, um diese Herausforderung zu meistern. Es soll Ihnen Mut machen, neue Wege zu gehen und die Kontrolle über Ihre Gesundheit zurückzugewinnen.

Ich hoffe, dass Sie beim Durchblättern dieses Buches die gleiche Freude und Erleichterung empfinden, die ich beim Schreiben und Zusammenstellen der Rezepte empfunden habe. Möge dieses Buch ein treuer Begleiter auf Ihrem Weg zu einer besseren Gesundheit und einem genussvollen Leben sein. Lassen Sie uns gemeinsam die Vielfalt und den Geschmack der nierenfreundlichen Küche entdecken!

Bedeutung einer angemessenen Ernährung für die Nierengesundheit

Die Bedeutung einer angemessenen Ernährung für die Nierengesundheit kann nicht hoch genug eingeschätzt werden. Unsere Nieren sind wahre Wunderwerke der Natur – sie filtern das Blut, entfernen Abfallstoffe, regulieren den Flüssigkeitshaushalt und spielen eine wesentliche Rolle bei der Aufrechterhaltung des Blutdrucks und der Elektrolytbalance. Diese lebenswichtigen Aufgaben machen es umso wichtiger, dass wir uns um unsere Nieren kümmern, insbesondere wenn sie durch Krankheiten beeinträchtigt sind.

Eine nierenfreundliche Ernährung ist dabei ein zentraler Baustein. Für Menschen mit Nierenerkrankungen kann die richtige Ernährung den Unterschied ausmachen zwischen einem Leben voller Einschränkungen und einem Leben, das so normal wie möglich verläuft. Doch warum genau ist die Ernährung so entscheidend für die Nierengesundheit?

Zunächst einmal müssen wir verstehen, dass die Nieren kontinuierlich daran arbeiten, Abfallstoffe und überschüssige Substanzen aus unserem Blut zu entfernen. Diese Abfallstoffe entstehen aus der Nahrung, die wir zu uns nehmen, insbesondere aus Proteinen, Salzen und anderen chemischen Verbindungen. Wenn die Nieren nicht mehr richtig funktionieren, können sich diese Abfallstoffe im Körper ansammeln und zu schweren gesundheitlichen Problemen führen.

Eine nierenfreundliche Ernährung hilft, diese Belastung zu reduzieren. Sie stellt sicher, dass die Nieren nicht mehr arbeiten müssen, als unbedingt notwendig, und hilft gleichzeitig, den Körper mit allen notwendigen Nährstoffen zu versorgen. Dies bedeutet oft, dass bestimmte Lebensmittel in Maßen genossen oder ganz vermieden werden müssen. Beispielsweise können zu viel Natrium, Kalium und Phosphor für Nierenpatienten schädlich sein, da die geschädigten Nieren diese Mineralstoffe nicht effizient aus dem Körper entfernen können.

Die Reduzierung des Natriumkonsums ist ein wichtiger Aspekt der nierenfreundlichen Ernährung. Natrium, das Hauptmineral in Salz, kann zu Bluthochdruck führen, was wiederum die Nieren schädigen kann. Ein hoher Blutdruck ist sowohl eine Ursache als auch eine Folge von Nierenerkrankungen. Durch die Begrenzung der Natriumzufuhr kann der Blutdruck kontrolliert und die Belastung der Nieren verringert werden.

Auch der Proteinkonsum spielt eine wesentliche Rolle. Proteine sind zwar essenziell für den Körper, aber ihr Abbau produziert Abfallstoffe, die die Nieren filtern müssen. Daher ist es für Nierenpatienten wichtig, die richtige Menge und Art von Proteinen zu konsumieren. Es geht nicht darum, Proteine völlig zu vermeiden, sondern darum, hochwertige Proteinquellen in moderaten Mengen zu sich zu nehmen, die den Bedarf decken, ohne die Nieren zu überlasten.

Ein weiterer kritischer Punkt ist der Kaliumgehalt in der Nahrung. Kalium ist wichtig für die Herzfunktion und die Muskelkontraktion, aber bei Nierenkranken kann ein Überschuss an Kalium lebensbedrohlich sein. Nieren, die nicht richtig funktionieren, können Kalium nicht effektiv ausscheiden, was zu gefährlichen Herzrhythmusstörungen führen kann. Daher müssen Nierenpatienten oft ihren Konsum von kaliumreichen Lebensmitteln wie Bananen, Orangen, Kartoffeln und Tomaten überwachen.

Neben der Reduzierung dieser problematischen Nährstoffe geht es bei einer nierenfreundlichen Ernährung auch darum, den Körper mit allen anderen notwendigen Nährstoffen zu versorgen, die für das allgemeine Wohlbefinden erforderlich sind. Dazu gehören Vitamine, Mineralstoffe und Ballaststoffe, die aus einer Vielzahl von frischen, gesunden Lebensmitteln stammen. Ein ausgewogener Ernährungsplan hilft, den Energiepegel aufrechtzuerhalten, die Immunfunktion zu unterstützen und die allgemeine Gesundheit zu fördern.

Eine angemessene Ernährung kann auch dazu beitragen, andere gesundheitliche Probleme zu vermeiden, die häufig bei Nierenkranken auftreten. Diabetes und Herzkrankheiten sind zwei der häufigsten Begleiterkrankungen bei Menschen mit Nierenerkrankungen. Eine gesunde Ernährung kann helfen, den Blutzuckerspiegel zu kontrollieren und das Risiko von Herzerkrankungen zu senken. Durch die richtige Ernährung können Betroffene ihre Gesundheit ganzheitlich unterstützen und das Risiko weiterer Komplikationen minimieren.

Ein weiterer wichtiger Aspekt ist die Rolle der Flüssigkeitszufuhr. Die Nieren regulieren den Flüssigkeitshaushalt des Körpers, und es ist wichtig, dass Patienten die richtige Menge an Flüssigkeit zu sich nehmen. Zu wenig Flüssigkeit kann zu Dehydrierung und einer erhöhten Konzentration von Abfallstoffen im Blut führen, während zu viel Flüssigkeit die Nieren überlasten und zu Schwellungen und Bluthochdruck führen kann. Die richtige Balance zu finden, ist entscheidend, und dies kann je nach individuellem Gesundheitszustand und Krankheitsverlauf variieren.

Die psychologische Komponente einer nierenfreundlichen Ernährung sollte ebenfalls nicht unterschätzt werden. Der Umgang mit einer chronischen Krankheit kann emotional belastend sein, und die Ernährungsumstellung kann als zusätzliche Herausforderung empfunden werden. Doch eine gut geplante, nierenfreundliche Ernährung kann auch ein Gefühl der Kontrolle und des Wohlbefindens vermitteln. Indem Patienten sehen, wie ihre Ernährung einen positiven Einfluss auf ihre Gesundheit hat, können sie Motivation und Zuversicht gewinnen.

Abschließend lässt sich sagen, dass eine angemessene Ernährung das Fundament der Nierengesundheit bildet. Sie bietet nicht nur körperliche Vorteile, sondern kann auch das emotionale und psychische Wohlbefinden stärken. Dieses Buch soll Ihnen dabei helfen, die Prinzipien einer nierenfreundlichen Ernährung zu verstehen und in Ihrem Alltag umzusetzen. Mit den richtigen Informationen und Rezepten können Sie Ihre Ernährung so gestalten, dass sie Ihre Gesundheit optimal unterstützt und gleichzeitig Freude am Essen bringt.

Überblick über die im Buch behandelten Themen

Dieses Buch ist Ihr treuer Begleiter auf dem Weg zu einer nierenfreundlichen Ernährung. Um Ihnen einen klaren und umfassenden Leitfaden zu bieten, haben wir die Inhalte in leicht verständliche und gut strukturierte Kapitel gegliedert. Jedes Kapitel beleuchtet einen wesentlichen Aspekt der Nierendiät und bietet Ihnen sowohl theoretische Hintergründe als auch praktische Anleitungen.

Das Buch beginnt mit einer Einleitung, die Ihnen einen Überblick über die Ziele und den Zweck des Buches gibt. Hier werden die Grundlagen gelegt, auf denen der Rest des Buches aufbaut. Sie erfahren, warum eine spezielle Ernährung für Menschen mit Nierenerkrankungen unerlässlich ist und wie Sie durch die richtige Ernährung Ihre Gesundheit positiv beeinflussen können. Diese Einleitung soll Sie motivieren und Ihnen die Bedeutung Ihrer Ernährung für Ihre Nierenfunktion verdeutlichen.

Im ersten Kapitel tauchen wir tief in das Verständnis der Nierendiät ein. Dieses Kapitel bietet Ihnen eine solide Wissensbasis über die Funktionsweise der Nieren und die Gründe, warum eine spezifische Ernährung notwendig ist. Es erklärt die physiologischen Prozesse, die Ihre Nieren betreffen, und wie verschiedene Lebensmittel diese Prozesse positiv oder negativ beeinflussen können. Ziel ist es, Ihnen das Wissen zu vermitteln, das Sie benötigen, um informierte Entscheidungen über Ihre Ernährung zu treffen. Ein fundiertes Verständnis der Grundlagen hilft Ihnen, die weiteren Empfehlungen und Rezepte des Buches besser zu verstehen und umzusetzen.

Das zweite Kapitel widmet sich der Mahlzeitenplanung, einem essentiellen Bestandteil einer erfolgreichen Ernährungsumstellung. Hier erfahren Sie, wie Sie einen 28-Tage-Mahlzeitenplan erstellen, der nicht nur nierenfreundlich, sondern auch abwechslungsreich und lecker ist. Die Planung Ihrer Mahlzeiten im Voraus kann Ihnen helfen, die richtigen Lebensmittel zu wählen und unnötigen Stress zu vermeiden. Zudem erhalten Sie eine praktische Einkaufsliste, die Ihnen das Einkaufen erleichtert und sicherstellt, dass Sie immer die richtigen Zutaten zur Hand haben. Dieses Kapitel zeigt Ihnen, wie Sie eine strukturierte und effiziente Mahlzeitenplanung in Ihren Alltag integrieren können, um Ihre Ernährung langfristig zu optimieren.

Im dritten Kapitel präsentieren wir Ihnen eine Vielfalt an einfachen und leckeren Rezepten, die speziell für Menschen mit Nierenerkrankungen entwickelt wurden. Dieses Kapitel ist das Herzstück des Buches, da es Ihnen zeigt, dass eine nierenfreundliche Ernährung keineswegs langweilig oder geschmacklos sein muss. Die Rezepte sind in verschiedene Kategorien unterteilt, darunter Frühstücksideen, Hauptgerichte für Mittag- und Abendessen, sowie Snacks und Desserts. Jedes Rezept wurde sorgfältig ausgewählt und getestet, um sicherzustellen, dass es sowohl gesund als auch schmackhaft ist. Dieses Kapitel soll Ihnen Freude am Kochen und Essen bereiten, während Sie gleichzeitig Ihre Nierengesundheit unterstützen.

Das vierte Kapitel bietet praktische Ratschläge und Tipps für einen nierenfreundlichen Lebensstil. Hier erfahren Sie, wie wichtig eine ausreichende Flüssigkeitszufuhr ist und wie Sie diese in Ihren Alltag integrieren können. Zudem werden Strategien zur Stressbewältigung vorgestellt, da Stress einen erheblichen Einfluss auf Ihre Nierengesundheit haben kann. Dieses Kapitel gibt Ihnen wertvolle Werkzeuge an die Hand, um nicht nur Ihre Ernährung, sondern auch andere Aspekte Ihres Lebens so zu gestalten, dass sie Ihre Gesundheit fördern. Der ganzheitliche Ansatz dieses Kapitels hilft Ihnen, die verschiedenen Faktoren zu erkennen und zu nutzen, die zu einem gesunden Lebensstil beitragen.

Zum Abschluss des Buches haben wir eine Schlussfolgerung verfasst, die die wichtigsten Erkenntnisse zusammenfasst und Ihnen Mut und Motivation für Ihren weiteren Weg gibt. Hier werden Sie ermutigt, die erlernten Prinzipien kontinuierlich anzuwenden und sich auf Ihrem Weg zur besseren Gesundheit nicht entmutigen zu lassen. Zudem finden Sie in diesem Abschnitt Kontaktinformationen und Unterstützungsmöglichkeiten, falls Sie weitere Fragen haben oder individuelle Beratung benötigen. Die Schlussfolgerung soll Ihnen das Gefühl geben, dass Sie nicht alleine sind und stets Unterstützung finden können, wenn Sie sie benötigen.

Jedes Kapitel des Buches wurde mit großer Sorgfalt und wissenschaftlicher Genauigkeit erstellt, um Ihnen einen umfassenden und dennoch leicht verständlichen Leitfaden zu bieten. Wir haben darauf geachtet, dass die Informationen aktuell und relevant sind, basierend auf den neuesten Forschungsergebnissen und ernährungswissenschaftlichen Erkenntnissen. Unser Ziel ist es, Ihnen nicht nur theoretisches Wissen zu vermitteln, sondern Ihnen auch praktische Werkzeuge und Rezepte an die Hand zu geben, die Ihnen helfen, Ihre Ernährung nachhaltig zu verbessern.

Wir hoffen, dass dieses Buch Ihnen eine wertvolle Ressource und ein inspirierender Begleiter auf Ihrem Weg zu einer besseren Nierengesundheit ist. Durch die Kombination aus theoretischem Wissen und praktischen Anleitungen möchten wir Ihnen zeigen, dass eine nierenfreundliche Ernährung nicht nur gesund, sondern auch genussvoll und bereichernd sein kann. Möge dieses Buch Ihnen helfen, Ihre Ernährungsziele zu erreichen und Ihre Gesundheit zu stärken.

Kapitel 1: Verständnis der Nierendiät

Ein umfassendes Verständnis der Nierenfunktion und der Bedeutung einer angepassten Ernährung ist entscheidend für das Management von Nierenerkrankungen. Die Nieren sind essenzielle Organe, die eine Vielzahl lebenswichtiger Aufgaben übernehmen, darunter die Filterung des Blutes, die Regulierung des Flüssigkeitshaushalts und die Produktion wichtiger Hormone. Bei Nierenerkrankungen kann die richtige Ernährung die Belastung der Nieren reduzieren und deren Funktion unterstützen.

Grundlegende Informationen über die Funktionsweise der Nieren

Die Nieren sind erstaunliche Organe, die in unserem Körper eine Vielzahl lebenswichtiger Funktionen übernehmen. Jede Niere ist etwa so groß wie eine Faust und befindet sich auf beiden Seiten der Wirbelsäule, knapp unterhalb des Brustkorbs. Trotz ihrer geringen Größe spielen die Nieren eine entscheidende Rolle für unsere Gesundheit und unser Wohlbefinden. Um die Bedeutung einer nierenfreundlichen Ernährung voll zu verstehen, ist es wichtig, zunächst die grundlegende Funktionsweise der Nieren zu kennen.

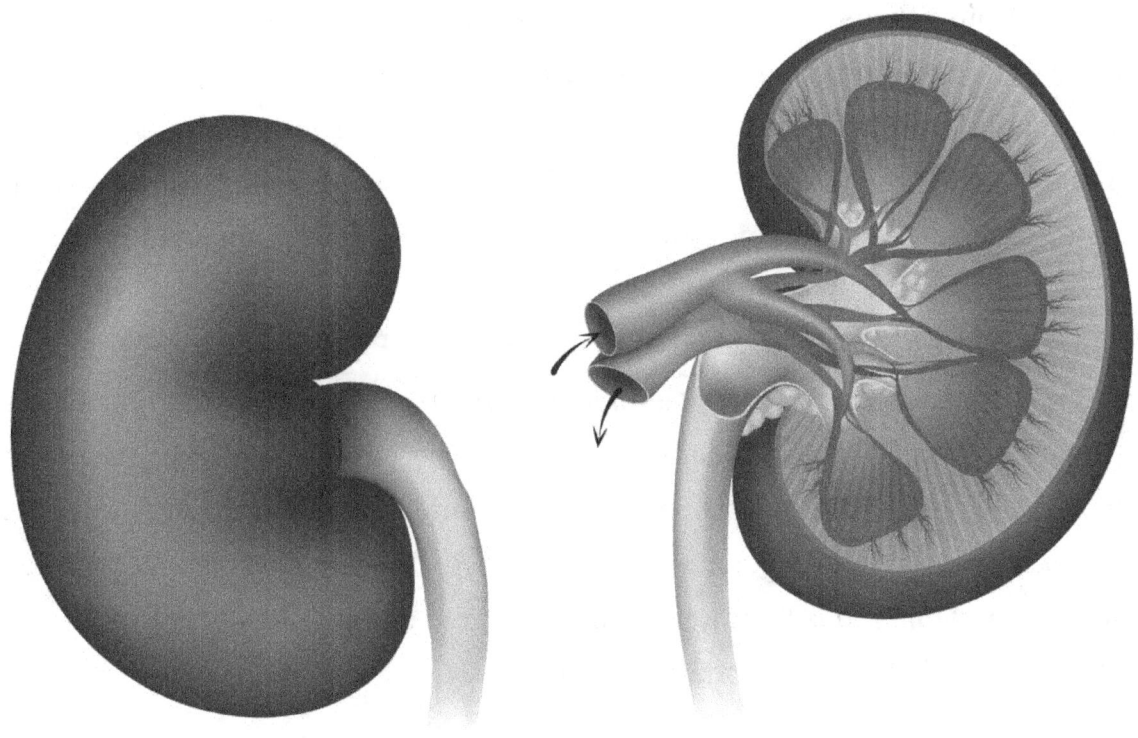

Die Hauptaufgabe der Nieren ist die Filterung des Blutes. Jeden Tag fließt etwa 1500 Liter Blut durch die Nieren, die dabei schätzungsweise 180 Liter Flüssigkeit filtern. Die Nieren entfernen Abfallstoffe, überschüssiges Wasser und andere unerwünschte Substanzen aus dem Blut, die dann im Urin ausgeschieden werden. Dieser komplexe Filtrationsprozess findet in winzigen Struktureinheiten der Nieren statt, den sogenannten Nephronen. Jede Niere enthält ungefähr eine Million dieser Nephrone.

Ein Nephron besteht aus einem Glomerulus, einem winzigen Blutgefäßknäuel, und einem daran anschließenden Tubulussystem. Der Glomerulus funktioniert wie ein Sieb, das größere Moleküle wie Proteine und Blutzellen im Blut belässt, während kleinere Moleküle wie Wasser, Salze und Abfallprodukte herausgefiltert werden. Diese gefilterte Flüssigkeit, bekannt als Primärharn, fließt dann durch die Tubuli, wo wichtige Stoffe und Wasser wieder ins Blut aufgenommen werden. Was übrig bleibt, wird als Urin ausgeschieden.

Neben der Filtration des Blutes übernehmen die Nieren noch weitere essenzielle Funktionen. Sie regulieren den Flüssigkeits- und Elektrolythaushalt des Körpers, indem sie die Menge an Natrium, Kalium und anderen Mineralien im Blut kontrollieren. Dies ist wichtig für die Aufrechterhaltung des Blutdrucks und die ordnungsgemäße Funktion von Muskeln und Nerven. Die Nieren sind auch an der Regulierung des Säure-Basen-Gleichgewichts beteiligt, indem sie überschüssige Säuren oder Basen ausscheiden und somit den pH-Wert des Blutes konstant halten.

Ein weiterer wichtiger Aspekt der Nierenfunktion ist die Produktion von Hormonen. Die Nieren produzieren unter anderem Erythropoietin, ein Hormon, das die Bildung roter Blutkörperchen im Knochenmark anregt. Darüber hinaus spielen die Nieren eine Rolle bei der Aktivierung von Vitamin D, das für die Knochengesundheit und die Regulation des Kalzium- und Phosphatstoffwechsels entscheidend ist. Schließlich tragen die Nieren zur Regulation des Blutdrucks bei, indem sie das Hormon Renin freisetzen, das eine Kaskade von Reaktionen auslöst, die den Blutdruck erhöhen oder senken können.

All diese Funktionen machen deutlich, wie komplex und wichtig die Arbeit der Nieren ist. Wenn die Nieren jedoch ihre Fähigkeit verlieren, diese Aufgaben effektiv zu erfüllen – sei es durch chronische Nierenerkrankungen, akute Nierenverletzungen oder andere Faktoren – können schwerwiegende gesundheitliche Probleme entstehen. Eine unzureichende Nierenfunktion kann zur Ansammlung von Abfallstoffen und überschüssigen Flüssigkeiten im Körper führen, was eine Vielzahl von Symptomen und Komplikationen nach sich ziehen kann.

Es ist daher von entscheidender Bedeutung, die Nieren durch eine angemessene Ernährung zu unterstützen und zu entlasten. Die richtige Ernährung kann helfen, die Belastung der Nieren zu reduzieren, das Fortschreiten von Nierenerkrankungen zu verlangsamen und die allgemeine Gesundheit zu verbessern. Dies beinhaltet die Begrenzung der Aufnahme bestimmter Nährstoffe, die bei eingeschränkter Nierenfunktion problematisch sein können, sowie die Sicherstellung, dass der Körper ausreichend mit allen notwendigen Nährstoffen versorgt wird.

Zusammenfassend lässt sich sagen, dass die Nieren eine zentrale Rolle in unserem Körper spielen, indem sie das Blut filtern, den Flüssigkeits- und Elektrolythaushalt regulieren, Hormone produzieren und das Säure-Basen-Gleichgewicht aufrechterhalten. Diese vielfältigen Aufgaben unterstreichen die Notwendigkeit, auf die Gesundheit der Nieren zu achten und sie durch eine geeignete Ernährung zu unterstützen. Ein tiefes Verständnis der Nierenfunktion ist der erste Schritt, um die Bedeutung einer nierenfreundlichen Diät zu erkennen und umzusetzen.

Warum eine spezielle Ernährung für die Nierengesundheit wichtig ist

Die Bedeutung einer speziellen Ernährung für die Nierengesundheit ist ein Thema von zentraler Bedeutung, das weit über die einfache Auswahl der richtigen Lebensmittel hinausgeht. Eine angepasste Ernährung kann den Verlauf einer Nierenerkrankung maßgeblich beeinflussen und die Lebensqualität der Betroffenen erheblich verbessern. Doch warum genau ist eine spezielle Ernährung so entscheidend, wenn es um die Gesundheit der Nieren geht?

Um diese Frage zu beantworten, müssen wir zunächst die einzigartigen Herausforderungen verstehen, mit denen die Nieren bei einer Erkrankung konfrontiert sind. Nierenerkrankungen beeinträchtigen die Fähigkeit der Nieren, Abfallstoffe und überschüssige Flüssigkeit effektiv aus dem Blut zu entfernen. Dies kann zur Ansammlung von Toxinen im Körper führen, was eine Vielzahl von gesundheitlichen Problemen nach sich ziehen kann. Eine nierenfreundliche Ernährung zielt darauf ab, die Belastung der Nieren zu minimieren und ihre verbleibende Funktion zu unterstützen.

Ein wesentlicher Aspekt dieser speziellen Ernährung ist die Kontrolle der Proteinzufuhr. Proteine sind lebenswichtige Bausteine des Körpers, doch ihr Abbau produziert Abfallstoffe wie Harnstoff, die von den Nieren ausgeschieden werden müssen. Bei Menschen mit eingeschränkter Nierenfunktion kann eine hohe Proteinzufuhr die Nieren überlasten und den Krankheitsverlauf verschlechtern. Daher ist es wichtig, die Proteinmenge in der Ernährung sorgfältig zu überwachen und auf qualitativ hochwertige Proteinquellen zurückzugreifen, die weniger belastend für die Nieren sind.

Neben Proteinen spielt auch der Gehalt an Natrium, Kalium und Phosphor in der Nahrung eine entscheidende Rolle. Natrium, das Hauptmineral in Salz, kann den Blutdruck erhöhen und zur Flüssigkeitsretention führen, was die Nieren zusätzlich belastet. Durch die Reduktion des Natriumkonsums kann der Blutdruck besser kontrolliert und die Nieren entlastet werden. Kalium ist ein weiteres Mineral, das bei Nierenerkrankungen sorgfältig überwacht werden muss. Ein hoher Kaliumspiegel im Blut kann zu gefährlichen Herzrhythmusstörungen führen, da die Nieren nicht mehr in der Lage sind, überschüssiges Kalium effektiv auszuscheiden. Daher ist es wichtig, kaliumreiche Lebensmittel zu begrenzen und eine Balance zu finden, die den Kaliumspiegel im Blut im sicheren Bereich hält.

Phosphor, ein weiteres Mineral, das in vielen Lebensmitteln vorkommt, kann bei Nierenerkrankungen ebenfalls problematisch sein. Überschüssiges Phosphor kann sich im Blut ansammeln und zur Schwächung der Knochen sowie zu Gefäßverkalkungen führen. Eine diätetische Kontrolle der Phosphoraufnahme ist daher unerlässlich, um solche Komplikationen zu vermeiden.

Eine spezielle Ernährung für die Nierengesundheit berücksichtigt all diese Faktoren und zielt darauf ab, die Aufnahme dieser kritischen Nährstoffe zu regulieren. Dies bedeutet oft, dass bestimmte Lebensmittelgruppen eingeschränkt oder ganz vermieden werden müssen, während andere bevorzugt werden, um eine ausgewogene und nierenfreundliche Ernährung zu gewährleisten.

Darüber hinaus spielt die Flüssigkeitszufuhr eine wichtige Rolle in der Nierendiät. Bei manchen Nierenerkrankungen kann es notwendig sein, die Flüssigkeitsmenge zu begrenzen, um eine Überlastung der Nieren zu verhindern und Schwellungen sowie Bluthochdruck zu vermeiden. Dies kann besonders herausfordernd sein, da viele Betroffene Durst verspüren, aber ihre Flüssigkeitsaufnahme kontrollieren müssen. Eine genaue Abstimmung der Flüssigkeitszufuhr auf die individuellen Bedürfnisse ist daher unerlässlich.

Ein weiterer wichtiger Aspekt ist die Berücksichtigung der individuellen Unterschiede bei den Betroffenen. Jede Nierenerkrankung ist einzigartig, und die Ernährungsbedürfnisse können stark variieren. Faktoren wie das Stadium der Erkrankung, das Vorhandensein von Begleiterkrankungen wie Diabetes oder Herz-Kreislauf-Problemen und der allgemeine Gesundheitszustand spielen eine wichtige Rolle bei der Gestaltung der Ernährung. Eine maßgeschneiderte Ernährungsberatung ist daher oft notwendig, um die besten Ergebnisse zu erzielen und die Gesundheit der Nieren optimal zu unterstützen.

Es ist auch wichtig zu betonen, dass eine nierenfreundliche Ernährung nicht nur auf Einschränkungen und Verzicht basiert. Vielmehr geht es darum, eine Balance zu finden und kreative Wege zu entdecken, um gesunde und schmackhafte Mahlzeiten zuzubereiten, die den Bedürfnissen der Nieren gerecht werden. Mit der richtigen Herangehensweise kann eine nierenfreundliche Diät nicht nur gesundheitsfördernd, sondern auch genussvoll und abwechslungsreich sein.

Ein häufig übersehener, aber entscheidender Aspekt ist die psychologische Komponente der Ernährung bei Nierenerkrankungen. Die Umstellung auf eine spezielle Diät kann emotional belastend sein, insbesondere wenn Lieblingsspeisen eingeschränkt werden müssen. Ein positiver und unterstützender Ansatz zur Ernährungsumstellung kann jedoch helfen, diese Herausforderungen zu meistern und die Motivation zu fördern. Betroffene sollten ermutigt werden, neue Rezepte auszuprobieren, ihre Kochfähigkeiten zu erweitern und den Prozess als eine Chance zu sehen, neue kulinarische Horizonte zu entdecken.

Zusammenfassend lässt sich sagen, dass eine spezielle Ernährung für die Nierengesundheit von entscheidender Bedeutung ist, um die Belastung der Nieren zu minimieren, das Fortschreiten der Erkrankung zu verlangsamen und die Lebensqualität zu verbessern. Durch die sorgfältige Kontrolle der Aufnahme von Proteinen, Natrium, Kalium und Phosphor sowie einer angepassten Flüssigkeitszufuhr können die Nieren entlastet und die Gesundheit insgesamt gefördert werden. Mit der richtigen Einstellung und Unterstützung kann eine nierenfreundliche Ernährung nicht nur medizinisch vorteilhaft, sondern auch eine Bereicherung des täglichen Lebens sein.

Zu vermeidende Lebensmittel im Vergleich zu empfohlenen Lebensmitteln

Bei der Gestaltung einer nierenfreundlichen Ernährung ist die Auswahl der richtigen Lebensmittel von entscheidender Bedeutung. Einige Nahrungsmittel können die Nieren unnötig belasten und sollten daher vermieden werden, während andere Lebensmittel die Nierenfunktion unterstützen und gefahrlos genossen werden können. Das Verständnis darüber, welche Lebensmittel gemieden und welche bevorzugt werden sollten, kann einen erheblichen Unterschied für die Gesundheit und das Wohlbefinden von Menschen mit Nierenerkrankungen machen.

Beginnen wir mit den Lebensmitteln, die vermieden werden sollten. Ein zentrales Problem bei Nierenerkrankungen ist die eingeschränkte Fähigkeit der Nieren, Abfallstoffe und überschüssige Mineralien aus dem Blut zu entfernen. Daher ist es wichtig, Lebensmittel zu vermeiden, die hohe Mengen an Natrium, Kalium und Phosphor enthalten.

Natrium ist ein Mineral, das in vielen verarbeiteten Lebensmitteln in großen Mengen vorkommt. Hohe Natriumwerte können zu Bluthochdruck und Flüssigkeitsretention führen, was die Nieren zusätzlich belastet. Lebensmittel wie Chips, gesalzene Nüsse, Fertiggerichte, eingelegtes Gemüse und stark gesalzene Fleisch- und Wurstwaren sollten daher vermieden werden. Auch scheinbar harmlose Lebensmittel wie Brot und Backwaren können überraschend viel Natrium enthalten. Stattdessen sollten Sie sich auf frische, unverarbeitete Lebensmittel konzentrieren und beim Kochen frische Kräuter und Gewürze anstelle von Salz verwenden.

Kalium ist ein weiteres Mineral, das bei Nierenerkrankungen sorgfältig überwacht werden muss. Hohe Kaliumspiegel können zu Herzrhythmusstörungen führen, da die Nieren nicht mehr in der Lage sind, überschüssiges Kalium effektiv auszuscheiden. Lebensmittel mit hohem Kaliumgehalt wie Bananen, Orangen, Kartoffeln, Tomaten und Spinat sollten daher nur in begrenzten Mengen verzehrt werden. Stattdessen können Sie kaliumärmere Alternativen wie Äpfel, Beeren, Karotten und Gurken wählen, um Ihre Kaliumaufnahme zu kontrollieren.

Phosphor ist ebenfalls ein kritisches Mineral, das bei eingeschränkter Nierenfunktion problematisch sein kann. Zu viel Phosphor im Blut kann zu Knochenschwäche und Gefäßverkalkungen führen. Phosphorreiche Lebensmittel wie Milchprodukte, Nüsse, Samen, Hülsenfrüchte und bestimmte Fleischsorten sollten daher eingeschränkt werden. Eine gute Alternative sind phosphorarme Lebensmittel wie Reis, Mais, Zucchini und Paprika. Auch pflanzliche Milchalternativen wie Mandelmilch oder Reismilch enthalten in der Regel weniger Phosphor als Kuhmilch.

Ein weiterer Aspekt, der berücksichtigt werden muss, ist die Proteinzufuhr. Obwohl Proteine essentiell für die Körperfunktionen sind, produziert ihr Abbau Abfallstoffe wie Harnstoff, die von den Nieren ausgeschieden werden müssen. Bei einer eingeschränkten Nierenfunktion kann eine zu hohe Proteinzufuhr die Nieren überlasten. Es ist daher ratsam, die Proteinaufnahme zu überwachen und sich auf hochwertige Proteinquellen wie mageres Fleisch, Fisch, Eiweiß und pflanzliche Proteine wie Tofu und Tempeh zu konzentrieren. Diese Proteine sollten in moderaten Mengen verzehrt werden, um die Nieren nicht zu überlasten.

Neben der Kontrolle von Natrium, Kalium, Phosphor und Proteinen ist auch die Auswahl an Getränken wichtig. Viele handelsübliche Getränke wie Softdrinks, Sportgetränke und bestimmte Fruchtsäfte enthalten hohe Mengen an Zucker, Natrium und Phosphor. Diese sollten vermieden werden. Stattdessen sind Wasser, ungesüßte Kräutertees und speziell formulierte, nierenfreundliche Getränke die beste Wahl. Achten Sie darauf, ausreichend, aber nicht zu viel zu trinken, um eine Überlastung der Nieren zu vermeiden.

Nun, da wir die Lebensmittel besprochen haben, die vermieden werden sollten, ist es ebenso wichtig, sich auf die empfohlenen Lebensmittel zu konzentrieren, die die Nieren unterstützen können. Eine nierenfreundliche Ernährung sollte reich an frischem Obst und Gemüse sein, das wenig Natrium, Kalium und Phosphor enthält. Beeren, Äpfel, Trauben, Blumenkohl, grüne Bohnen und Paprika sind hervorragende Beispiele für nierenfreundliche Obst- und Gemüsesorten. Diese Lebensmittel bieten nicht nur wichtige Vitamine und Mineralstoffe, sondern auch Ballaststoffe, die für eine gesunde Verdauung unerlässlich sind.

Vollkornprodukte wie Haferflocken, brauner Reis und Quinoa sind ebenfalls empfehlenswert, da sie eine gute Quelle für komplexe Kohlenhydrate und Ballaststoffe sind. Sie helfen, den Blutzuckerspiegel stabil zu halten und bieten langanhaltende Energie. Achten Sie jedoch darauf, die Portionen zu kontrollieren, um eine übermäßige Kalium- und Phosphoraufnahme zu vermeiden.

Gesunde Fette spielen ebenfalls eine wichtige Rolle in einer nierenfreundlichen Ernährung. Ungesättigte Fette aus Quellen wie Olivenöl, Avocado, Nüssen (in Maßen) und fettem Fisch wie Lachs und Makrele sind gut für die Herzgesundheit und können Entzündungen im Körper reduzieren. Diese Fette sollten bevorzugt werden, um die allgemeine Gesundheit zu fördern und die Nierenfunktion zu unterstützen.

Eine ausgewogene und nierenfreundliche Ernährung kann maßgeblich dazu beitragen, die Lebensqualität von Menschen mit Nierenerkrankungen zu verbessern. Indem Sie die richtigen Lebensmittel wählen und problematische Nahrungsmittel meiden, können Sie die Belastung Ihrer Nieren reduzieren und ihre Funktion unterstützen. Es ist wichtig, dass Sie sich der Auswirkungen Ihrer Ernährung auf Ihre Nierengesundheit bewusst sind und entsprechend handeln. Mit sorgfältiger Planung und bewusster Auswahl der Lebensmittel können Sie eine nierenfreundliche Diät einhalten, die sowohl gesund als auch genussvoll ist.

Zusammenfassend lässt sich sagen, dass die Wahl der richtigen Lebensmittel einen erheblichen Einfluss auf die Nierengesundheit hat. Durch das Vermeiden von natrium-, kalium- und phosphorreichen Lebensmitteln und die Bevorzugung nierenfreundlicher Alternativen können Sie die Belastung Ihrer Nieren verringern und ihre Funktion unterstützen. Eine ausgewogene Ernährung, die frisches Obst und Gemüse, Vollkornprodukte, gesunde Fette und hochwertige Proteine umfasst, kann Ihnen helfen, Ihre Nierengesundheit zu erhalten und Ihre Lebensqualität zu   verbessern.

Kapitel 2: Mahlzeitenplanung

28-Tage-Mahlzeitenplan

Tag	Frühstück	Mittagessen	Abendessen	Snack	Dessert
1	Haferflocken mit Beeren und Mandeln	Gegrilltes Hähnchen mit Zucchini und Paprika	Gebackene Auberginen mit Knoblauch und Tomatensauce	Apfelchips mit Zimt	Heidelbeer-Joghurt-Popsicles
2	Grüner Smoothie mit Spinat und Banane	Lachsfilet mit Zitronen-Dill-Sauce	Quinoa-Salat mit Gurken und Tomaten	Karottensticks mit Hummus	Gebackene Apfelscheiben mit Zimt
3	Eiweißreiche Gemüse-Omelette	Rindfleisch-Stir-Fry mit Brokkoli und Karotten	Spinat-Ricotta-Kanelloni	Mandel-Granola-Bars	Mango-Sorbet
4	Apfel-Zimt-Quark	Quinoa-Pilaf mit Gemüse	Hühnchen-Curry mit Kokosmilch	Wassermelonenwürfel mit Minze	Himbeer-Chia-Pudding
5	Vollkorn-Toast mit Avocado und Ei	Gebackenes Hähnchen mit Rosenkohl	Gegrilltes Lachsfilet mit Spargel	Bananenchips ohne Zucker	Quark mit Beeren
6	Joghurt mit Honig und Walnüssen	Hühnersuppe mit Gemüse	Zucchini-Nudeln mit Pesto	Nussmischung ohne Salz	Erdbeer-Smoothie mit Kokosmilch
7	Chia-Pudding mit Kokosmilch und Mango	Linsensuppe mit Karotten und Sellerie	Hühnchen-Pilaw mit Safran	Edamame-Bohnen mit Meersalz	Heidelbeer-Joghurt-Popsicles
8	Müsli mit getrockneten Früchten und Nüssen	Gebratener Tofu mit Gemüse	Süßkartoffelauflauf mit Spinat	Gurkenscheiben mit Dill-Dip	Mango-Sorbet
9	Proteinpfannkuchen	Tomaten-	Kichererbsensalat	Gebackene	Himbeer-

Tag	Frühstück	Mittagessen	Abendessen	Snack	Dessert
	mit Heidelbeeren	Basilikum-Hühnchen	mit Avocado	Kichererbsen mit Paprika	Chia-Pudding
10	Hirsebrei mit Pflaumen und Zimt	Grillgemüse mit Feta	Gebackener Kabeljau mit Kräutern	Birnen mit Mandelbutter	Gebackene Apfelscheiben mit Zimt
11	Quinoa-Frühstücksschüssel mit Erdbeeren	Zucchini-Quiche	Hühnerspieße mit Ananas	Gemüsesticks mit Guacamole	Heidelbeer-Joghurt-Popsicles
12	Rührei mit Tomaten und Kräutern	Gemüsepfanne mit Tofu	Ratatouille mit frischen Kräutern	Selbstgemachter Apfelmus	Erdbeer-Smoothie mit Kokosmilch
13	Smoothie Bowl mit Kiwi und Chia-Samen	Fisch-Tacos mit Mango-Salsa	Hähnchen-Tikka-Masala	Fruchtspieße mit Melone und Trauben	Mango-Sorbet
14	Mandelbutter-Toast mit Bananenscheiben	Gebratene Pilze mit Knoblauch	Garnelenpfanne mit Paprika	Haferflocken-Energie-Bällchen	Himbeer-Chia-Pudding
15	Cottage Cheese mit Pfirsichen	Thunfisch-Salat mit Oliven	Spaghetti-Squash mit Tomatensauce	Apfelchips mit Zimt	Heidelbeer-Joghurt-Popsicles
16	Avocado-Smoothie mit Spinat	Tomaten-Kichererbsen-Eintopf	Hühnersalat mit Trauben	Karottensticks mit Hummus	Gebackene Apfelscheiben mit Zimt
17	Hüttenkäse mit Honig und Beeren	Gefüllte Paprika mit Reis und Bohnen	Tofu-Tacos mit Avocado	Nussmischung ohne Salz	Erdbeer-Smoothie mit Kokosmilch
18	Vollkornbrot mit Hummus und Gurkenscheiben	Lachs-Burger mit Avocado	Gegrilltes Hähnchen mit Rosenkohl	Gurken-Sandwiches mit Frischkäse	Mango-Sorbet

Tag	Frühstück	Mittagessen	Abendessen	Snack	Dessert
19	Gebackene Süßkartoffel mit Zimt und Ahornsirup	Vegetarische Chili mit Bohnen	Blumenkohlreis mit Erbsen und Karotten	Edamame-Bohnen mit Meersalz	Himbeer-Chia-Pudding
20	Frucht-Salat mit Minze und Limette	Hühnersuppe mit Gemüse	Gebackenes Hähnchen mit Rosenkohl	Birnen mit Mandelbutter	Gebackene Apfelscheiben mit Zimt
21	Haferflocken mit Beeren und Mandeln	Quinoa-Salat mit Gurken und Tomaten	Gebratener Tofu mit Gemüse	Wassermelonenwürfel mit Minze	Heidelbeer-Joghurt-Popsicles
22	Grüner Smoothie mit Spinat und Banane	Zucchini-Nudeln mit Pesto	Süßkartoffelauflauf mit Spinat	Bananenchips ohne Zucker	Erdbeer-Smoothie mit Kokosmilch
23	Eiweißreiche Gemüse-Omelette	Gebackener Kabeljau mit Kräutern	Hühnchen-Curry mit Kokosmilch	Gemüsesticks mit Guacamole	Mango-Sorbet
24	Apfel-Zimt-Quark	Hähnchen-Pilaw mit Safran	Kichererbsensalat mit Avocado	Gurkenscheiben mit Dill-Dip	Himbeer-Chia-Pudding
25	Vollkorn-Toast mit Avocado und Ei	Grillgemüse mit Feta	Quinoa-Pilaf mit Gemüse	Fruchtspieße mit Melone und Trauben	Gebackene Apfelscheiben mit Zimt
26	Joghurt mit Honig und Walnüssen	Gemüsepfanne mit Tofu	Spinat-Ricotta-Kanelloni	Haferflocken-Energie-Bällchen	Heidelbeer-Joghurt-Popsicles
27	Chia-Pudding mit Kokosmilch und Mango	Linsensuppe mit Karotten und Sellerie	Ratatouille mit frischen Kräutern	Selbstgemachter Apfelmus	Erdbeer-Smoothie mit Kokosmilch
28	Müsli mit getrockneten	Fisch-Tacos mit Mango-	Garnelenpfanne mit Paprika	Apfelchips mit Zimt	Mango-Sorbet

Tag	Frühstück	Mittagessen	Abendessen	Snack	Dessert
	Früchten und Nüssen	Salsa			

Einkaufsliste

1. Frische und bunte Gemüsesorten: Füllen Sie Ihren Einkaufswagen mit einer Vielzahl von buntem Gemüse. Denken Sie an Blattgemüse wie Spinat und Grünkohl, leuchtende Paprika, nährstoffreiches Brokkoli und vielseitige Tomaten. Diese Gemüsesorten sind reich an Vitaminen, Mineralstoffen und Antioxidantien, die Ihre Nierengesundheit unterstützen.

2. Vollkornprodukte: Ersetzen Sie raffinierte Getreideprodukte durch Vollkornprodukte. Quinoa, brauner Reis, Vollkornnudeln und Haferflocken sind fantastische Optionen. Diese Getreidearten sind ballaststoffreich und fördern eine gute Verdauung sowie das Management des Blutzuckerspiegels.

3. Mageres Protein: Wählen Sie magere Proteinquellen, um Ihre Nieren zu entlasten. Hautloses Geflügel, Fisch, Bohnen, Linsen und Tofu sind hervorragende Optionen. Diese liefern essentielle Nährstoffe ohne die gesättigten Fette, die in manchen anderen Proteinquellen enthalten sind.

4. Nierenfreundliche Fette: Integrieren Sie Quellen von ungesättigten Fetten in Ihre Ernährung, wie Avocados, Nüsse, Samen und Olivenöl. Diese Fette können helfen, den Cholesterinspiegel zu verbessern und die allgemeine Gesundheit zu unterstützen.

5. Früchte voller Geschmack: Lagern Sie frische Früchte wie Beeren, Äpfel, Birnen und Zitrusfrüchte. Früchte sind reich an Vitaminen und Antioxidantien und machen Ihre Mahlzeiten und Snacks schmackhaft und nahrhaft. Achten Sie jedoch auf den Kaliumgehalt und wählen Sie kaliumärmere Sorten.

6. Milchprodukte oder pflanzliche Alternativen: Erstellen Sie eine Einkaufsliste, die fettarme oder fettfreie Milchprodukte sowie pflanzliche Alternativen enthält. Diese Produkte liefern Kalzium und Vitamin D ohne das zusätzliche gesättigte Fett, das in Vollfett-Milchprodukten enthalten ist.

7. Geschmackvolle Kräuter und Gewürze: Verbessern Sie den Geschmack Ihrer Gerichte mit Kräutern und Gewürzen anstelle von übermäßigem Salz. Knoblauch, Ingwer, Kurkuma und Kräuter wie Rosmarin und Thymian verleihen nicht nur Geschmack, sondern tragen auch zur Gesundheit Ihrer Nieren bei.

8. Omega-3-reiche Lebensmittel: Priorisieren Sie fettreichen Fisch wie Lachs, Makrele und Forelle wegen ihres Gehalts an Omega-3-Fettsäuren. Diese gesunden Fette sind bekannt dafür, die Gesundheit des Herzens und der Nieren zu unterstützen.

9. Snack-Optionen: Für den kleinen Hunger zwischendurch wählen Sie nierenfreundliche Snacks wie rohe Nüsse, Samen oder ein Stück Obst. Vermeiden Sie verarbeitete Snacks, die reich an Salz, Zucker und ungesunden Fetten sind.

10. Getränke für die Nieren: Wählen Sie nierenfreundliche Getränke wie Zitronenwasser, grüner Tee mit Minze, Beeren-Smoothies und Ingwertee. Diese Getränke hydratisieren und unterstützen die Nierenfunktion, ohne sie zu belasten.

Kapitel 3: Einfache und leckere Rezepte

Frühstücksideen: schnelle und gesunde Optionen

1. Haferflocken mit Beeren und Mandeln

Zubereitungszeit: 5 Minuten | **Kochzeit:** 5 Minuten | **Portionen:** 2

Schwierigkeiten: Einfach

Zutaten

- 80 g Haferflocken
- 250 ml Hafermilch
- 100 g gemischte Beeren (z.B. Himbeeren, Heidelbeeren)
- 2 EL Mandeln, gehackt
- 1 TL Honig (optional)

Zubereitung

1. Haferflocken mit Hafermilch in einem Topf erhitzen und unter ständigem Rühren köcheln lassen, bis die Haferflocken weich sind.
2. Die Beeren waschen und hinzufügen.
3. Mit gehackten Mandeln und Honig garnieren.

Nährwerte (pro Portion): Kalorien 260 | Fett 10 g | Kohlenhydrate 35 g | Protein 6 g

2. Grüner Smoothie mit Spinat und Banane

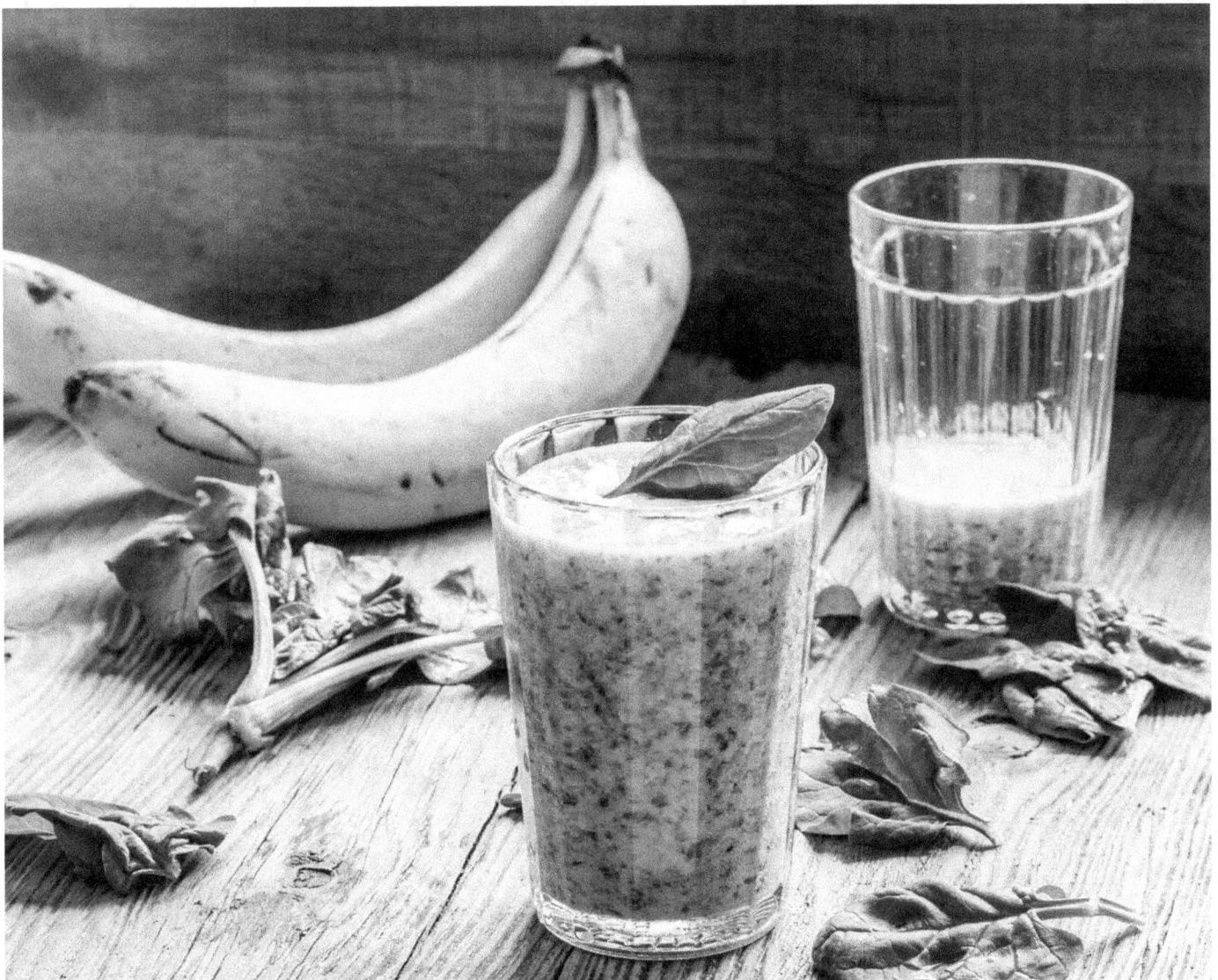

Zubereitungszeit: 5 Minuten | **Kochzeit:** 0 Minuten | **Portionen:** 2

Schwierigkeiten: Einfach

Zutaten

- 2 Bananen
- 100 g frischer Spinat
- 200 ml Mandelmilch
- 1 EL Leinsamen
- 1 TL Agavendicksaft

Zubereitung

1. Alle Zutaten in einen Mixer geben.
2. Mixen, bis eine glatte Konsistenz erreicht ist.

3. In Gläser füllen und sofort servieren.

Nährwerte (pro Portion): Kalorien 180 | Fett 4 g | Kohlenhydrate 35 g | Protein 3 g

3. Eiweißreiche Gemüse-Omelette

Zubereitungszeit: 10 Minuten | **Kochzeit:** 5 Minuten | **Portionen:** 2
Schwierigkeiten: Mittel

Zutaten

- 4 Eier
- 1 kleine Zucchini, gewürfelt
- 1 Paprika, gewürfelt
- 1 EL Olivenöl
- Salz und Pfeffer nach Geschmack

Zubereitung

1. Eier in einer Schüssel verquirlen, salzen und pfeffern.
2. Olivenöl in einer Pfanne erhitzen, Zucchini und Paprika anbraten.
3. Eier hinzufügen und bei mittlerer Hitze stocken lassen.
4. Omelette zusammenklappen und servieren.

Nährwerte (pro Portion): Kalorien 220 | Fett 15 g | Kohlenhydrate 5 g | Protein 15 g

4. Apfel-Zimt-Quark

Zubereitungszeit: 5 Minuten | **Kochzeit:** 0 Minuten | **Portionen:** 2
Schwierigkeiten: Einfach

Zutaten

- 250 g Magerquark
- 1 großer Apfel, gerieben
- 1 TL Zimt
- 1 EL Honig
- 1 EL gehackte Walnüsse

Zubereitung

1. Quark in eine Schüssel geben und mit geriebenem Apfel vermischen.
2. Zimt und Honig hinzufügen und gut vermengen.
3. Mit gehackten Walnüssen bestreuen.

Nährwerte (pro Portion): Kalorien 200 | Fett 5 g | Kohlenhydrate 25 g | Protein 15 g

5. Vollkorn-Toast mit Avocado und Ei

Zubereitungszeit: 5 Minuten | **Kochzeit:** 5 Minuten | **Portionen:** 2

Schwierigkeiten: Einfach

Zutaten

- 2 Scheiben Vollkornbrot
- 1 Avocado
- 2 Eier
- 1 TL Zitronensaft
- Salz und Pfeffer nach Geschmack

Zubereitung

1. Brot toasten.
2. Avocado schälen, entkernen und mit einer Gabel zerdrücken. Zitronensaft, Salz und Pfeffer hinzufügen.
3. Eier in einer Pfanne braten.
4. Avocadomischung auf das Brot streichen und mit einem Spiegelei belegen.

Nährwerte (pro Portion): Kalorien 300 | Fett 20 g | Kohlenhydrate 25 g | Protein 10 g

6. Joghurt mit Honig und Walnüssen

Zubereitungszeit: 2 Minuten | **Kochzeit:** 0 Minuten | **Portionen:** 2

Schwierigkeiten: Einfach

Zutaten

- 250 g griechischer Joghurt
- 2 TL Honig
- 2 EL Walnüsse, gehackt
- 1 TL Zimt

Zubereitung

1. Joghurt in Schalen aufteilen.
2. Honig und Zimt über den Joghurt geben.
3. Mit gehackten Walnüssen bestreuen.

Nährwerte (pro Portion): Kalorien 200 | Fett 10 g | Kohlenhydrate 20 g | Protein 10 g

7. Chia-Pudding mit Kokosmilch und Mango

Zubereitungszeit: 5 Minuten (plus Kühlzeit) | **Kochzeit:** 0 Minuten | **Portionen:** 2
Schwierigkeiten: Einfach

Zutaten

- 200 ml Kokosmilch
- 3 EL Chiasamen
- 1 Mango, gewürfelt
- 1 TL Vanilleextrakt
- 1 TL Ahornsirup

Zubereitung

1. Kokosmilch, Chiasamen, Vanilleextrakt und Ahornsirup in einer Schüssel verrühren.
2. Über Nacht im Kühlschrank quellen lassen.
3. Mit Mangowürfeln servieren.

Nährwerte (pro Portion): Kalorien 250 | Fett 15 g | Kohlenhydrate 30 g | Protein 5 g

8. Müsli mit getrockneten Früchten und Nüssen

Zubereitungszeit: 5 Minuten | **Kochzeit:** 0 Minuten | **Portionen:** 2
Schwierigkeiten: Einfach

Zutaten

- 100 g Müsli
- 250 ml Mandelmilch
- 2 EL getrocknete Früchte (z.B. Aprikosen, Rosinen)
- 2 EL Nüsse, gehackt (z.B. Mandeln, Haselnüsse)
- 1 TL Honig (optional)

Zubereitung

1. Müsli in Schalen aufteilen.
2. Getrocknete Früchte und Nüsse darüber streuen.
3. Mit Mandelmilch übergießen und optional mit Honig süßen.

Nährwerte (pro Portion): Kalorien 300 | Fett 15 g | Kohlenhydrate 35 g | Protein 8 g

9. Proteinpfannkuchen mit Heidelbeeren

Zubereitungszeit: 10 Minuten | **Kochzeit:** 10 Minuten | **Portionen:** 2

Schwierigkeiten: Mittel

Zutaten

- 2 Eier
- 100 g Hüttenkäse
- 2 EL Haferflocken
- 1 TL Backpulver
- 100 g Heidelbeeren

Zubereitung

1. Eier, Hüttenkäse, Haferflocken und Backpulver in einer Schüssel vermengen.
2. Eine Pfanne erhitzen und den Teig portionsweise ausbacken.
3. Mit Heidelbeeren servieren.

Nährwerte (pro Portion): Kalorien 220 | Fett 10 g | Kohlenhydrate 15 g | Protein 15 g

10. Hirsebrei mit Pflaumen und Zimt

Zubereitungszeit: 5 Minuten | **Kochzeit:** 10 Minuten | **Portionen:** 2

Schwierigkeiten: Einfach

Zutaten

- 80 g Hirse
- 250 ml Wasser
- 2 Pflaumen, gewürfelt
- 1 TL Zimt
- 1 TL Agavendicksaft

Zubereitung

1. Hirse in Wasser kochen, bis sie weich ist.
2. Pflaumen und Zimt hinzufügen und gut vermengen.
3. Mit Agavendicksaft süßen und servieren.

Nährwerte (pro Portion): Kalorien 180 | Fett 3 g | Kohlenhydrate 35 g | Protein 4 g

11. Quinoa-Frühstücksschüssel mit Erdbeeren

Zubereitungszeit: 10 Minuten | **Kochzeit:** 15 Minuten | **Portionen:** 2

Schwierigkeiten: Mittel

Zutaten

- 80 g Quinoa
- 250 ml Wasser
- 100 g Erdbeeren, in Scheiben
- 2 EL gehackte Mandeln
- 1 TL Agavendicksaft

Zubereitung

1. Quinoa unter fließendem Wasser abspülen.
2. In einem Topf mit Wasser zum Kochen bringen und etwa 15 Minuten köcheln lassen, bis das Wasser aufgesogen ist.
3. Erdbeeren und gehackte Mandeln hinzufügen.
4. Mit Agavendicksaft süßen und servieren.

Nährwerte (pro Portion): Kalorien 250 | Fett 8 g | Kohlenhydrate 35 g | Protein 7 g

12. Rührei mit Tomaten und Kräutern

Zubereitungszeit: 5 Minuten | **Kochzeit:** 5 Minuten | **Portionen:** 2

Schwierigkeiten: Einfach

Zutaten

- 4 Eier
- 2 Tomaten, gewürfelt
- 1 EL frische Kräuter (z.B. Schnittlauch, Petersilie), gehackt
- 1 EL Olivenöl
- Salz und Pfeffer nach Geschmack

Zubereitung

1. Eier in einer Schüssel verquirlen, salzen und pfeffern.
2. Olivenöl in einer Pfanne erhitzen, Tomaten und Kräuter hinzufügen.
3. Eier in die Pfanne geben und unter Rühren stocken lassen.
4. Sofort servieren.

Nährwerte (pro Portion): Kalorien 220 | Fett 15 g | Kohlenhydrate 5 g | Protein 15 g

13. Smoothie Bowl mit Kiwi und Chia-Samen

Zubereitungszeit: 5 Minuten | **Kochzeit:** 0 Minuten | **Portionen:** 2

Schwierigkeiten: Einfach

Zutaten

- 2 Kiwis, geschält und gewürfelt
- 1 Banane
- 200 ml Kokoswasser
- 2 EL Chia-Samen
- 1 TL Agavendicksaft

Zubereitung

1. Kiwis, Banane und Kokoswasser in einem Mixer pürieren.
2. Chia-Samen und Agavendicksaft unterrühren.
3. In Schalen füllen und sofort servieren.

Nährwerte (pro Portion): Kalorien 180 | Fett 4 g | Kohlenhydrate 35 g | Protein 3 g

14. Mandelbutter-Toast mit Bananenscheiben

Zubereitungszeit: 5 Minuten | **Kochzeit:** 0 Minuten | **Portionen:** 2

Schwierigkeiten: Einfach

Zutaten

- 2 Scheiben Vollkornbrot
- 2 EL Mandelbutter
- 1 Banane, in Scheiben
- 1 TL Honig (optional)
- 1 TL Zimt

Zubereitung

1. Brot toasten.
2. Mandelbutter auf die Toastscheiben streichen.
3. Bananenscheiben darauf verteilen und mit Honig und Zimt bestreuen.

Nährwerte (pro Portion): Kalorien 250 | Fett 12 g | Kohlenhydrate 30 g | Protein 6 g

15. Cottage Cheese mit Pfirsichen

Zubereitungszeit: 5 Minuten | **Kochzeit:** 0 Minuten | **Portionen:** 2

Schwierigkeiten: Einfach

Zutaten

- 250 g Cottage Cheese
- 2 Pfirsiche, in Scheiben
- 1 TL Honig
- 1 TL Zimt

Zubereitung

1. Cottage Cheese in Schalen aufteilen.
2. Pfirsichscheiben darauf verteilen.
3. Mit Honig und Zimt garnieren.

Nährwerte (pro Portion): Kalorien 180 | Fett 5 g | Kohlenhydrate 20 g | Protein 15 g

16. Avocado-Smoothie mit Spinat

Zubereitungszeit: 5 Minuten | **Kochzeit:** 0 Minuten | **Portionen:** 2

Schwierigkeiten: Einfach

Zutaten

- 1 Avocado
- 100 g frischer Spinat
- 200 ml Mandelmilch
- 1 TL Zitronensaft
- 1 TL Agavendicksaft

Zubereitung

1. Alle Zutaten in einen Mixer geben.
2. Mixen, bis eine glatte Konsistenz erreicht ist.
3. In Gläser füllen und sofort servieren.

Nährwerte (pro Portion): Kalorien 200 | Fett 15 g | Kohlenhydrate 10 g | Protein 4 g

17. Hüttenkäse mit Honig und Beeren

Zubereitungszeit: 5 Minuten | **Kochzeit:** 0 Minuten | **Portionen:** 2

Schwierigkeiten: Einfach

Zutaten

- 250 g Hüttenkäse
- 100 g gemischte Beeren (z.B. Himbeeren, Heidelbeeren)
- 2 TL Honig
- 1 TL Vanilleextrakt

Zubereitung

1. Hüttenkäse in Schalen aufteilen.
2. Beeren darauf verteilen.
3. Mit Honig und Vanilleextrakt beträufeln.

Nährwerte (pro Portion): Kalorien 180 | Fett 5 g | Kohlenhydrate 20 g | Protein 15 g

18. Vollkornbrot mit Hummus und Gurkenscheiben

Zubereitungszeit: 5 Minuten | **Kochzeit:** 0 Minuten | **Portionen:** 2

Schwierigkeiten: Einfach

Zutaten

- 2 Scheiben Vollkornbrot
- 4 EL Hummus
- 1/2 Gurke, in Scheiben
- 1 TL Zitronensaft
- Salz und Pfeffer nach Geschmack

Zubereitung

1. Brot toasten.
2. Hummus auf die Toastscheiben streichen.
3. Gurkenscheiben darauf verteilen und mit Zitronensaft, Salz und Pfeffer würzen.

Nährwerte (pro Portion): Kalorien 200 | Fett 8 g | Kohlenhydrate 25 g | Protein 6 g

19. Gebackene Süßkartoffel mit Zimt und Ahornsirup

Zubereitungszeit: 5 Minuten | **Kochzeit:** 25 Minuten | **Portionen:** 2

Schwierigkeiten: Einfach

Zutaten

- 1 große Süßkartoffel
- 1 TL Zimt
- 1 EL Ahornsirup
- 1 EL Kokosöl, geschmolzen
- Prise Salz

Zubereitung

1. Süßkartoffel schälen und in Würfel schneiden.
2. Mit Kokosöl, Zimt und einer Prise Salz vermengen.
3. Bei 200°C im Ofen 25 Minuten backen.
4. Mit Ahornsirup beträufeln und servieren.

Nährwerte (pro Portion): Kalorien 180 | Fett 5 g | Kohlenhydrate 35 g | Protein 2 g

20. Frucht-Salat mit Minze und Limette

Zubereitungszeit: 10 Minuten | **Kochzeit:** 0 Minuten | **Portionen:** 2

Schwierigkeiten: Einfach

Zutaten

- 1 Apfel, gewürfelt
- 1 Orange, geschält und in Stücke
- 1 Kiwi, geschält und in Scheiben
- Saft von 1 Limette
- 1 EL frische Minze, gehackt

Zubereitung

1. Obst in einer Schüssel vermengen.
2. Limettensaft und gehackte Minze hinzufügen.
3. Gut durchmischen und servieren.

Nährwerte (pro Portion): Kalorien 120 | Fett 1 g | Kohlenhydrate 30 g | Protein 2 g

Mittag- und Abendessen: Nierenfreundliche Hauptgerichte

21. Gegrilltes Hähnchen mit Zucchini und Paprika

Zubereitungszeit: 10 Minuten | **Kochzeit:** 15 Minuten | **Portionen:** 2

Schwierigkeiten: Einfach

Zutaten

- 2 Hähnchenbrustfilets
- 1 Zucchini, in Scheiben
- 1 rote Paprika, in Streifen
- 1 EL Olivenöl
- Salz und Pfeffer nach Geschmack

Zubereitung

1. Hähnchenbrustfilets mit Olivenöl, Salz und Pfeffer einreiben.
2. Zucchini und Paprika mit etwas Olivenöl vermengen.
3. Alles auf den Grill legen und 15 Minuten grillen, bis das Hähnchen durchgegart ist.
4. Mit gegrilltem Gemüse servieren.

Nährwerte (pro Portion): Kalorien 300 | Fett 12 g | Kohlenhydrate 10 g | Protein 35 g

22. Lachsfilet mit Zitronen-Dill-Sauce

Zubereitungszeit: 10 Minuten | **Kochzeit:** 20 Minuten | **Portionen:** 2

Schwierigkeiten: Mittel

Zutaten

- 2 Lachsfilets
- 1 Zitrone, in Scheiben
- 1 EL frischer Dill, gehackt
- 1 EL Olivenöl
- Salz und Pfeffer nach Geschmack

Zubereitung

1. Lachsfilets mit Olivenöl, Salz und Pfeffer einreiben.
2. Zitronenscheiben und Dill auf den Lachs legen.
3. Im vorgeheizten Ofen bei 180°C 20 Minuten backen.
4. Mit Dill und Zitronenscheiben garnieren.

Nährwerte (pro Portion): Kalorien 350 | Fett 20 g | Kohlenhydrate 2 g | Protein 35 g

23. Quinoa-Salat mit Gurken und Tomaten

Zubereitungszeit: 10 Minuten | **Kochzeit:** 15 Minuten | **Portionen:** 2

Schwierigkeiten: Einfach

Zutaten

- 100 g Quinoa
- 1 Gurke, gewürfelt
- 2 Tomaten, gewürfelt
- 1 EL Olivenöl
- Saft von 1 Zitrone

Zubereitung

1. Quinoa nach Packungsanweisung kochen und abkühlen lassen.
2. Gurke und Tomaten mit gekochtem Quinoa vermengen.
3. Mit Olivenöl und Zitronensaft abschmecken.
4. Servieren.

Nährwerte (pro Portion): Kalorien 250 | Fett 10 g | Kohlenhydrate 35 g | Protein 6 g

24. Gebackene Auberginen mit Knoblauch und Tomatensauce

Zubereitungszeit: 10 Minuten | **Kochzeit:** 25 Minuten | **Portionen:** 2

Schwierigkeiten: Mittel

Zutaten

- 1 große Aubergine, in Scheiben
- 2 Knoblauchzehen, gehackt
- 200 ml Tomatensauce
- 1 EL Olivenöl
- Salz und Pfeffer nach Geschmack

Zubereitung

1. Auberginenscheiben mit Olivenöl, Salz und Pfeffer bestreichen.
2. Im vorgeheizten Ofen bei 200°C 20 Minuten backen.
3. Tomatensauce und Knoblauch in einem Topf erhitzen.
4. Auberginen mit Tomatensauce servieren.

Nährwerte (pro Portion): Kalorien 180 | Fett 8 g | Kohlenhydrate 25 g | Protein 4 g

25. Rindfleisch-Stir-Fry mit Brokkoli und Karotten

Zubereitungszeit: 10 Minuten | **Kochzeit:** 10 Minuten | **Portionen:** 2

Schwierigkeiten: Mittel

Zutaten

- 200 g Rindfleischstreifen
- 1 Brokkoli, in Röschen
- 2 Karotten, in Streifen
- 1 EL Sojasauce
- 1 EL Sesamöl

Zubereitung

1. Sesamöl in einer Pfanne erhitzen, Rindfleischstreifen anbraten.
2. Brokkoli und Karotten hinzufügen und 5 Minuten mitbraten.
3. Mit Sojasauce abschmecken.
4. Servieren.

Nährwerte (pro Portion): Kalorien 300 | Fett 15 g | Kohlenhydrate 15 g | Protein 25 g

26. Zucchini-Nudeln mit Pesto

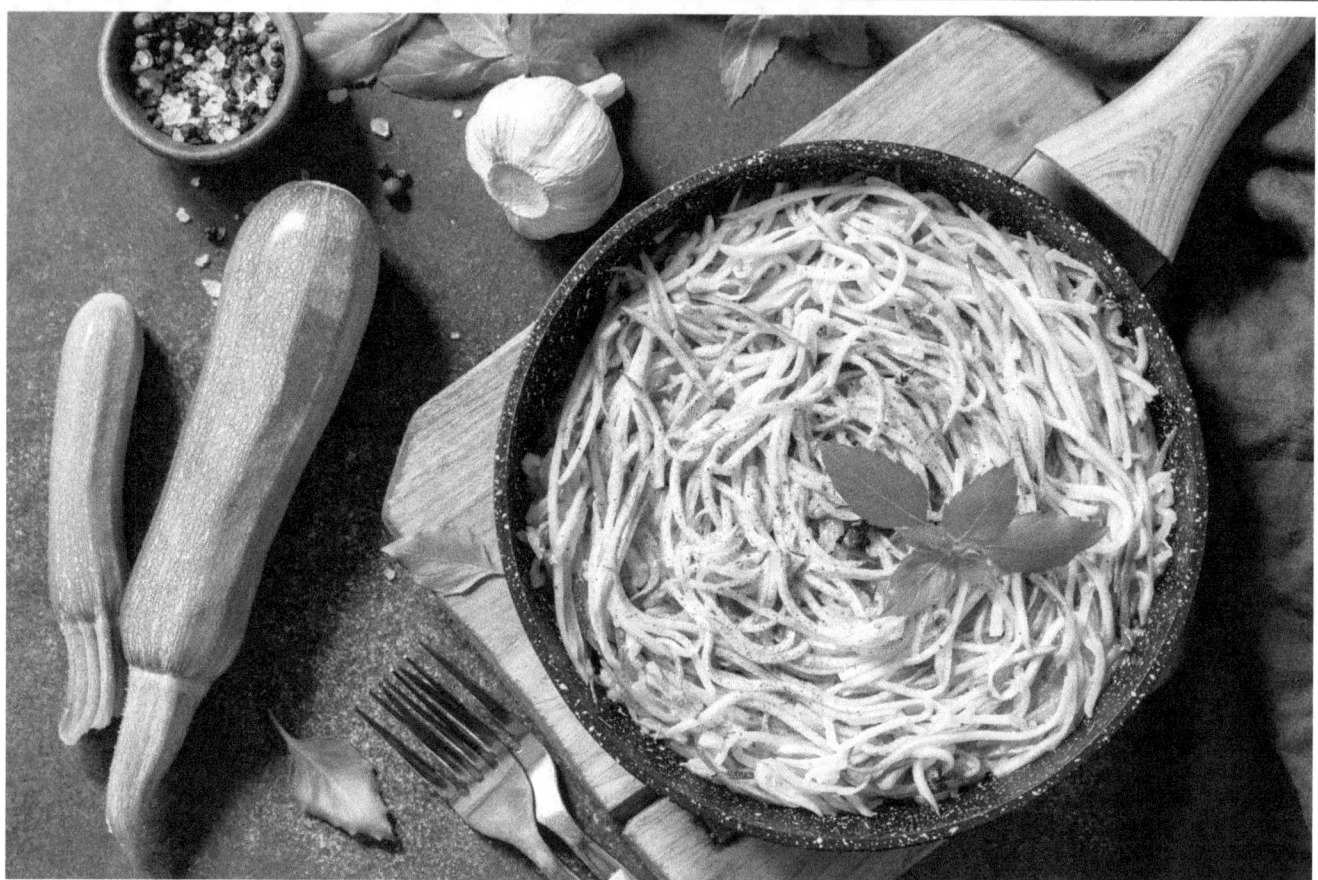

Zubereitungszeit: 10 Minuten | **Kochzeit:** 5 Minuten | **Portionen:** 2

Schwierigkeiten: Einfach

Zutaten

- 2 Zucchini, spiralförmig geschnitten
- 2 EL Pesto
- 1 EL Olivenöl
- 1 Knoblauchzehe, gehackt
- Salz und Pfeffer nach Geschmack

Zubereitung

1. Olivenöl in einer Pfanne erhitzen, Knoblauch anbraten.
2. Zucchini-Nudeln hinzufügen und 3 Minuten sautieren.
3. Pesto unterrühren und mit Salz und Pfeffer abschmecken.
4. Sofort servieren.

Nährwerte (pro Portion): Kalorien 200 | Fett 15 g | Kohlenhydrate 8 g | Protein 4 g

27. Hühnersuppe mit Gemüse

Zubereitungszeit: 10 Minuten | **Kochzeit:** 20 Minuten | **Portionen:** 2

Schwierigkeiten: Einfach

Zutaten

- 200 g Hähnchenbrust, gewürfelt
- 1 Karotte, gewürfelt
- 1 Stange Sellerie, gewürfelt
- 500 ml Hühnerbrühe
- Salz und Pfeffer nach Geschmack

Zubereitung

1. Hühnerbrühe in einem Topf erhitzen, Hähnchenbrust hinzufügen.
2. Karotten und Sellerie dazugeben und 20 Minuten köcheln lassen.
3. Mit Salz und Pfeffer abschmecken.
4. Servieren.

Nährwerte (pro Portion): Kalorien 150 | Fett 5 g | Kohlenhydrate 10 g | Protein 20 g

28. Gebratener Tofu mit Gemüse

Zubereitungszeit: 10 Minuten | **Kochzeit:** 10 Minuten | **Portionen:** 2

Schwierigkeiten: Einfach

Zutaten

- 200 g Tofu, gewürfelt
- 1 Paprika, gewürfelt
- 1 Zucchini, gewürfelt
- 1 EL Sojasauce
- 1 EL Sesamöl

Zubereitung

1. Sesamöl in einer Pfanne erhitzen, Tofu anbraten.
2. Paprika und Zucchini hinzufügen und 5 Minuten mitbraten.
3. Mit Sojasauce abschmecken.
4. Servieren.

Nährwerte (pro Portion): Kalorien 200 | Fett 12 g | Kohlenhydrate 10 g | Protein 15 g

29. Spinat-Ricotta-Kanelloni

Zubereitungszeit: 15 Minuten | **Kochzeit:** 30 Minuten | **Portionen:** 2

Schwierigkeiten: Mittel

Zutaten

- 6 Cannelloni-Röhren
- 200 g Ricotta
- 100 g Spinat, gehackt
- 200 ml Tomatensauce
- 1 EL Olivenöl

Zubereitung

1. Ricotta mit gehacktem Spinat vermengen.
2. Cannelloni-Röhren mit der Ricotta-Spinat-Mischung füllen.
3. In eine Auflaufform legen, Tomatensauce darüber gießen.
4. Mit Olivenöl beträufeln und bei 180°C 30 Minuten backen.

Nährwerte (pro Portion): Kalorien 350 | Fett 15 g | Kohlenhydrate 40 g | Protein 15 g

30. Gebackener Kabeljau mit Kräutern

Zubereitungszeit: 10 Minuten | **Kochzeit:** 20 Minuten | **Portionen:** 2

Schwierigkeiten: Einfach

Zutaten

- 2 Kabeljaufilets
- 1 EL frische Kräuter (z.B. Petersilie, Dill), gehackt
- 1 Zitrone, in Scheiben
- 1 EL Olivenöl
- Salz und Pfeffer nach Geschmack

Zubereitung

1. Kabeljaufilets mit Olivenöl, Salz und Pfeffer einreiben.
2. Mit Zitronenscheiben und gehackten Kräutern belegen.
3. Im vorgeheizten Ofen bei 180°C 20 Minuten backen.
4. Servieren.

Nährwerte (pro Portion): Kalorien 250 | Fett 10 g | Kohlenhydrate 2 g | Protein 35 g

31. Kichererbsensalat mit Avocado

Zubereitungszeit: 10 Minuten | **Kochzeit:** 0 Minuten | **Portionen:** 2

Schwierigkeiten: Einfach

Zutaten

- 200 g Kichererbsen, gekocht
- 1 Avocado, gewürfelt
- 1 Tomate, gewürfelt
- 1 EL Olivenöl
- Saft von 1 Zitrone

Zubereitung

1. Kichererbsen, Avocado und Tomate in einer Schüssel vermengen.
2. Mit Olivenöl und Zitronensaft abschmecken.
3. Servieren.

Nährwerte (pro Portion): Kalorien 300 | Fett 15 g | Kohlenhydrate 35 g | Protein 8 g

32. Hühnchen-Curry mit Kokosmilch

Zubereitungszeit: 10 Minuten | **Kochzeit:** 20 Minuten | **Portionen:** 2

Schwierigkeiten: Mittel

Zutaten

- 200 g Hähnchenbrust, gewürfelt
- 200 ml Kokosmilch
- 1 EL Currypulver
- 1 Zwiebel, gehackt
- 1 EL Olivenöl

Zubereitung

1. Olivenöl in einem Topf erhitzen, Zwiebel und Hähnchenbrust anbraten.
2. Currypulver hinzufügen und kurz mitbraten.
3. Kokosmilch dazugeben und 20 Minuten köcheln lassen.
4. Servieren.

Nährwerte (pro Portion): Kalorien 350 | Fett 20 g | Kohlenhydrate 10 g | Protein 30 g

33. Vegetarische Chili mit Bohnen

Zubereitungszeit: 10 Minuten | **Kochzeit:** 30 Minuten | **Portionen:** 2

Schwierigkeiten: Mittel

Zutaten

- 200 g Kidneybohnen, gekocht
- 1 Paprika, gewürfelt
- 1 Zwiebel, gehackt
- 200 ml Tomatensauce
- 1 EL Olivenöl

Zubereitung

1. Olivenöl in einem Topf erhitzen, Zwiebel und Paprika anbraten.
2. Kidneybohnen und Tomatensauce hinzufügen.
3. 30 Minuten köcheln lassen.
4. Servieren.

Nährwerte (pro Portion): Kalorien 250 | Fett 10 g | Kohlenhydrate 35 g | Protein 10 g

34. Süßkartoffelauflauf mit Spinat

Zubereitungszeit: 15 Minuten | **Kochzeit:** 25 Minuten | **Portionen:** 2

Schwierigkeiten: Mittel

Zutaten

- 2 Süßkartoffeln, in Scheiben
- 100 g Spinat, gehackt
- 200 ml Mandelmilch
- 1 EL Olivenöl
- Salz und Pfeffer nach Geschmack

Zubereitung

1. Süßkartoffelscheiben in eine Auflaufform legen, mit gehacktem Spinat bedecken.
2. Mandelmilch darüber gießen, mit Olivenöl, Salz und Pfeffer würzen.
3. Bei 180°C 25 Minuten backen.
4. Servieren.

Nährwerte (pro Portion): Kalorien 250 | Fett 8 g | Kohlenhydrate 40 g | Protein 5 g

35. Fisch-Tacos mit Mango-Salsa

Zubereitungszeit: 10 Minuten | **Kochzeit:** 10 Minuten | **Portionen:** 2

Schwierigkeiten: Einfach

Zutaten

- 200 g weißer Fisch (z.B. Kabeljau), gewürfelt
- 1 Mango, gewürfelt
- 1 rote Zwiebel, gehackt
- 2 Tortillas
- Saft von 1 Limette

Zubereitung

1. Fisch in einer Pfanne anbraten, bis er durchgegart ist.
2. Mango und rote Zwiebel vermengen, mit Limettensaft abschmecken.
3. Fisch auf Tortillas verteilen, Mango-Salsa darüber geben.
4. Servieren.

Nährwerte (pro Portion): Kalorien 300 | Fett 10 g | Kohlenhydrate 35 g | Protein 20 g

36. Linsensuppe mit Karotten und Sellerie

Zubereitungszeit: 10 Minuten | **Kochzeit:** 30 Minuten | **Portionen:** 2
Schwierigkeiten: Einfach

Zutaten

- 150 g Linsen
- 2 Karotten, gewürfelt
- 1 Stange Sellerie, gewürfelt
- 1 Zwiebel, gehackt
- 1 EL Olivenöl

Zubereitung

1. Olivenöl in einem Topf erhitzen, Zwiebel, Karotten und Sellerie anbraten.
2. Linsen und 500 ml Wasser hinzufügen, 30 Minuten köcheln lassen.
3. Mit Salz und Pfeffer abschmecken.
4. Servieren.

Nährwerte (pro Portion): Kalorien 200 | Fett 5 g | Kohlenhydrate 35 g | Protein 10 g

37. Gebackenes Hähnchen mit Rosenkohl

Zubereitungszeit: 10 Minuten | **Kochzeit:** 30 Minuten | **Portionen:** 2
Schwierigkeiten: Einfach

Zutaten

- 2 Hähnchenbrustfilets
- 200 g Rosenkohl, halbiert
- 1 EL Olivenöl
- 1 TL Rosmarin
- Salz und Pfeffer nach Geschmack

Zubereitung

1. Hähnchenbrustfilets mit Olivenöl, Salz, Pfeffer und Rosmarin einreiben.
2. Rosenkohl mit etwas Olivenöl vermengen.
3. Alles auf ein Backblech legen und bei 200°C 30 Minuten backen.
4. Servieren.

Nährwerte (pro Portion): Kalorien 300 | Fett 12 g | Kohlenhydrate 15 g | Protein 30 g

38. Tofu-Tacos mit Avocado

Zubereitungszeit: 10 Minuten | **Kochzeit:** 10 Minuten | **Portionen:** 2

Schwierigkeiten: Einfach

Zutaten

- 200 g Tofu, gewürfelt
- 1 Avocado, in Scheiben
- 1 Tomate, gewürfelt
- 2 Tortillas
- Saft von 1 Limette

Zubereitung

1. Tofu in einer Pfanne anbraten, bis er goldbraun ist.
2. Tortillas mit Tofu, Avocado und Tomate füllen.
3. Mit Limettensaft beträufeln.
4. Servieren.

Nährwerte (pro Portion): Kalorien 250 | Fett 15 g | Kohlenhydrate 20 g | Protein 10 g

39. Gemüsesuppe mit Quinoa

Zubereitungszeit: 10 Minuten | **Kochzeit:** 20 Minuten | **Portionen:** 2

Schwierigkeiten: Einfach

Zutaten

- 100 g Quinoa
- 1 Karotte, gewürfelt
- 1 Stange Sellerie, gewürfelt
- 1 Zucchini, gewürfelt
- 1 EL Olivenöl

Zubereitung

1. Olivenöl in einem Topf erhitzen, Karotte, Sellerie und Zucchini anbraten.
2. Quinoa und 500 ml Wasser hinzufügen, 20 Minuten köcheln lassen.
3. Mit Salz und Pfeffer abschmecken.
4. Servieren.

Nährwerte (pro Portion): Kalorien 200 | Fett 5 g | Kohlenhydrate 30 g | Protein 6 g

40. Hähnchen-Pilaw mit Safran

Zubereitungszeit: 10 Minuten | **Kochzeit:** 25 Minuten | **Portionen:** 2

Schwierigkeiten: Mittel

Zutaten

- 200 g Hähnchenbrust, gewürfelt
- 150 g Basmatireis
- 1 Zwiebel, gehackt
- 1 EL Olivenöl
- 1 Prise Safran

Zubereitung

1. Olivenöl in einem Topf erhitzen, Zwiebel und Hähnchenbrust anbraten.
2. Reis und Safran hinzufügen, mit 300 ml Wasser aufgießen.
3. Bei niedriger Hitze 20 Minuten köcheln lassen, bis der Reis gar ist.
4. Servieren.

Nährwerte (pro Portion): Kalorien 300 | Fett 10 g | Kohlenhydrate 35 g | Protein 20 g

41. Grillgemüse mit Feta

Zubereitungszeit: 10 Minuten | **Kochzeit:** 15 Minuten | **Portionen:** 2

Schwierigkeiten: Einfach

Zutaten

- 1 Zucchini, in Scheiben
- 1 rote Paprika, in Streifen
- 1 Aubergine, in Scheiben
- 100 g Feta, zerbröselt
- 1 EL Olivenöl

Zubereitung

1. Zucchini, Paprika und Aubergine mit Olivenöl bestreichen.
2. Auf dem Grill 10-15 Minuten grillen, bis das Gemüse weich ist.
3. Mit zerbröseltem Feta bestreuen und servieren.

Nährwerte (pro Portion): Kalorien 250 | Fett 15 g | Kohlenhydrate 10 g | Protein 10 g

42. Tomaten-Basilikum-Hühnchen

Zubereitungszeit: 10 Minuten | **Kochzeit:** 20 Minuten | **Portionen:** 2

Schwierigkeiten: Einfach

Zutaten

- 2 Hähnchenbrustfilets
- 200 g Cherrytomaten, halbiert
- 1 EL frisches Basilikum, gehackt
- 1 EL Olivenöl
- Salz und Pfeffer nach Geschmack

Zubereitung

1. Hähnchenbrustfilets mit Olivenöl, Salz und Pfeffer einreiben.
2. In einer Pfanne anbraten, bis sie durchgegart sind.
3. Cherrytomaten und Basilikum hinzufügen und kurz mitbraten.
4. Servieren.

Nährwerte (pro Portion): Kalorien 300 | Fett 12 g | Kohlenhydrate 8 g | Protein 35 g

43. Lachs-Burger mit Avocado

Zubereitungszeit: 10 Minuten | **Kochzeit:** 10 Minuten | **Portionen:** 2

Schwierigkeiten: Mittel

Zutaten

- 2 Lachsfilets
- 1 Avocado, in Scheiben
- 2 Vollkornbrötchen
- 1 EL Olivenöl
- Salz und Pfeffer nach Geschmack

Zubereitung

1. Lachsfilets mit Olivenöl, Salz und Pfeffer einreiben.
2. In einer Pfanne anbraten, bis sie durchgegart sind.
3. Lachsfilets auf Vollkornbrötchen legen, mit Avocadoscheiben belegen.
4. Servieren.

Nährwerte (pro Portion): Kalorien 400 | Fett 20 g | Kohlenhydrate 30 g | Protein 25 g

44. Gefüllte Paprika mit Reis und Bohnen

Zubereitungszeit: 15 Minuten | **Kochzeit:** 25 Minuten | **Portionen:** 2

Schwierigkeiten: Mittel

Zutaten

- 2 Paprika, entkernt
- 100 g Reis, gekocht
- 100 g Kidneybohnen, gekocht
- 1 Zwiebel, gehackt
- 1 EL Olivenöl

Zubereitung

1. Reis, Bohnen und Zwiebel in einer Schüssel vermengen.
2. Paprika mit der Mischung füllen.
3. In einer Auflaufform bei 180°C 25 Minuten backen.
4. Servieren.

Nährwerte (pro Portion): Kalorien 300 | Fett 10 g | Kohlenhydrate 45 g | Protein 10 g

45. Zucchini-Quiche

Zubereitungszeit: 15 Minuten | **Kochzeit:** 30 Minuten | **Portionen:** 2

Schwierigkeiten: Mittel

Zutaten

- 2 Zucchini, gerieben
- 3 Eier
- 100 ml Milch
- 50 g geriebener Käse
- Salz und Pfeffer nach Geschmack

Zubereitung

1. Eier mit Milch verquirlen, geriebenen Käse und Zucchini hinzufügen.
2. Mit Salz und Pfeffer abschmecken.
3. In eine Quiche-Form gießen und bei 180°C 30 Minuten backen.
4. Servieren.

Nährwerte (pro Portion): Kalorien 250 | Fett 15 g | Kohlenhydrate 10 g | Protein 15 g

46. Hühnersalat mit Trauben

Zubereitungszeit: 10 Minuten | **Kochzeit:** 0 Minuten | **Portionen:** 2

Schwierigkeiten: Einfach

Zutaten

- 200 g Hähnchenbrust, gekocht und gewürfelt
- 100 g Trauben, halbiert
- 2 EL Joghurt
- 1 EL Senf
- Salz und Pfeffer nach Geschmack

Zubereitung

1. Hähnchenbrust, Trauben, Joghurt und Senf in einer Schüssel vermengen.
2. Mit Salz und Pfeffer abschmecken.
3. Servieren.

Nährwerte (pro Portion): Kalorien 200 | Fett 5 g | Kohlenhydrate 15 g | Protein 25 g

47. Gebratene Pilze mit Knoblauch

Zubereitungszeit: 10 Minuten | **Kochzeit:** 10 Minuten | **Portionen:** 2
Schwierigkeiten: Einfach

Zutaten

- 200 g Champignons, in Scheiben
- 2 Knoblauchzehen, gehackt
- 1 EL Olivenöl
- Salz und Pfeffer nach Geschmack
- 1 EL frische Petersilie, gehackt

Zubereitung

1. Olivenöl in einer Pfanne erhitzen, Knoblauch und Pilze anbraten.
2. Mit Salz und Pfeffer abschmecken.
3. Mit gehackter Petersilie bestreuen und servieren.

Nährwerte (pro Portion): Kalorien 150 | Fett 10 g | Kohlenhydrate 8 g | Protein 5 g

48. Gemüsepfanne mit Tofu

Zubereitungszeit: 10 Minuten | **Kochzeit:** 10 Minuten | **Portionen:** 2
Schwierigkeiten: Einfach

Zutaten

- 200 g Tofu, gewürfelt
- 1 Paprika, gewürfelt
- 1 Zucchini, gewürfelt
- 1 EL Sojasauce
- 1 EL Sesamöl

Zubereitung

1. Sesamöl in einer Pfanne erhitzen, Tofu anbraten.
2. Paprika und Zucchini hinzufügen und 5 Minuten mitbraten.
3. Mit Sojasauce abschmecken.
4. Servieren.

Nährwerte (pro Portion): Kalorien 200 | Fett 12 g | Kohlenhydrate 10 g | Protein 15 g

49. Thunfisch-Salat mit Oliven

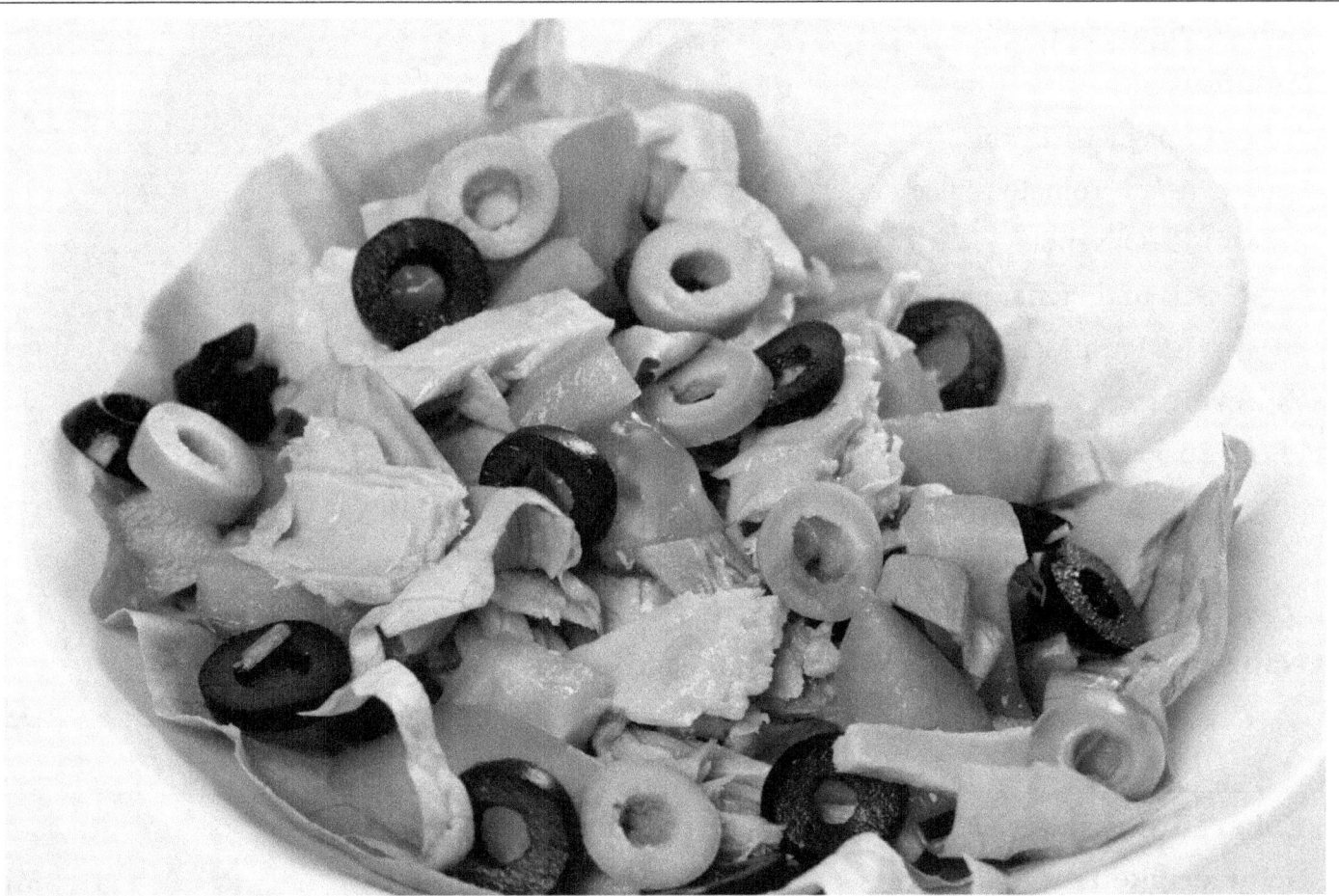

Zubereitungszeit: 10 Minuten | **Kochzeit:** 0 Minuten | **Portionen:** 2

Schwierigkeiten: Einfach

Zutaten

- 200 g Thunfisch, abgetropft
- 50 g grüne Oliven, gehackt
- 1 Tomate, gewürfelt
- 1 EL Olivenöl
- Saft von 1 Zitrone

Zubereitung

1. Thunfisch, Oliven und Tomate in einer Schüssel vermengen.
2. Mit Olivenöl und Zitronensaft abschmecken.
3. Servieren.

Nährwerte (pro Portion): Kalorien 250 | Fett 15 g | Kohlenhydrate 5 g | Protein 25 g

50. Spaghetti-Squash mit Tomatensauce

Zubereitungszeit: 10 Minuten | **Kochzeit:** 40 Minuten | **Portionen:** 2

Schwierigkeiten: Mittel

Zutaten

- 1 Spaghetti-Kürbis
- 200 ml Tomatensauce
- 1 EL Olivenöl
- Salz und Pfeffer nach Geschmack
- 1 EL Parmesan, gerieben

Zubereitung

1. Spaghetti-Kürbis halbieren, Kerne entfernen und mit Olivenöl bestreichen.
2. Bei 200°C 40 Minuten backen, bis das Fruchtfleisch weich ist.
3. Mit einer Gabel das Fruchtfleisch herauskratzen, Tomatensauce darüber geben.
4. Mit Parmesan bestreuen und servieren.

Nährwerte (pro Portion): Kalorien 200 | Fett 10 g | Kohlenhydrate 25 g | Protein 5 g

51. Gebackene Lachsfilets mit Senfkruste

Zubereitungszeit: 10 Minuten | **Kochzeit:** 20 Minuten | **Portionen:** 2

Schwierigkeiten: Mittel

Zutaten

- 2 Lachsfilets
- 1 EL Dijon-Senf
- 1 EL Honig
- 1 TL Dill, getrocknet
- Salz und Pfeffer nach Geschmack

Zubereitung

1. Lachsfilets mit Salz und Pfeffer würzen.
2. Dijon-Senf, Honig und Dill in einer Schüssel vermengen.
3. Senfmischung auf die Lachsfilets streichen.
4. Bei 180°C 20 Minuten backen.
5. Servieren.

Nährwerte (pro Portion): Kalorien 300 | Fett 20 g | Kohlenhydrate 5 g | Protein 25 g

52. Hähnchen-Tikka-Masala

Zubereitungszeit: 15 Minuten | **Kochzeit:** 25 Minuten | **Portionen:** 2

Schwierigkeiten: Mittel

Zutaten

- 200 g Hähnchenbrust, gewürfelt
- 200 ml Kokosmilch
- 1 EL Tikka-Masala-Paste
- 1 Zwiebel, gehackt
- 1 EL Olivenöl

Zubereitung

1. Olivenöl in einem Topf erhitzen, Zwiebel und Hähnchenbrust anbraten.
2. Tikka-Masala-Paste hinzufügen und kurz mitbraten.
3. Kokosmilch dazugeben und 25 Minuten köcheln lassen.
4. Servieren.

Nährwerte (pro Portion): Kalorien 350 | Fett 20 g | Kohlenhydrate 10 g | Protein 30 g

53. Blumenkohlreis mit Erbsen und Karotten

Zubereitungszeit: 10 Minuten | **Kochzeit:** 10 Minuten | **Portionen:** 2

Schwierigkeiten: Einfach

Zutaten

- 1 kleiner Blumenkohl, gerieben
- 100 g Erbsen
- 2 Karotten, gewürfelt
- 1 EL Sojasauce
- 1 EL Sesamöl

Zubereitung

1. Sesamöl in einer Pfanne erhitzen, Karotten und Erbsen anbraten.
2. Geriebenen Blumenkohl hinzufügen und 5 Minuten mitbraten.
3. Mit Sojasauce abschmecken.
4. Servieren.

Nährwerte (pro Portion): Kalorien 150 | Fett 8 g | Kohlenhydrate 15 g | Protein 5 g

54. Garnelenpfanne mit Paprika

Zubereitungszeit: 10 Minuten | **Kochzeit:** 10 Minuten | **Portionen:** 2

Schwierigkeiten: Einfach

Zutaten

- 200 g Garnelen, geschält und entdarmt
- 1 rote Paprika, gewürfelt
- 1 Zwiebel, gehackt
- 1 EL Olivenöl
- Saft von 1 Zitrone

Zubereitung

1. Olivenöl in einer Pfanne erhitzen, Zwiebel und Paprika anbraten.
2. Garnelen hinzufügen und 5 Minuten mitbraten.
3. Mit Zitronensaft abschmecken.
4. Servieren.

Nährwerte (pro Portion): Kalorien 200 | Fett 10 g | Kohlenhydrate 10 g | Protein 20 g

55. Tomaten-Kichererbsen-Eintopf

Zubereitungszeit: 10 Minuten | **Kochzeit:** 30 Minuten | **Portionen:** 2

Schwierigkeiten: Einfach

Zutaten

- 200 g Kichererbsen, gekocht
- 200 ml Tomatensauce
- 1 Zwiebel, gehackt
- 1 EL Olivenöl
- 1 TL Kreuzkümmel

Zubereitung

1. Olivenöl in einem Topf erhitzen, Zwiebel anbraten.
2. Kichererbsen und Tomatensauce hinzufügen.
3. Mit Kreuzkümmel abschmecken und 30 Minuten köcheln lassen.
4. Servieren.

Nährwerte (pro Portion): Kalorien 250 | Fett 10 g | Kohlenhydrate 35 g | Protein 10 g

56. Quinoa-Pilaf mit Gemüse

Zubereitungszeit: 10 Minuten | **Kochzeit:** 20 Minuten | **Portionen:** 2

Schwierigkeiten: Einfach

Zutaten

- 100 g Quinoa
- 1 Karotte, gewürfelt
- 1 Zucchini, gewürfelt
- 1 EL Olivenöl
- 1 TL Kurkuma

Zubereitung

1. Quinoa nach Packungsanweisung kochen.
2. Olivenöl in einer Pfanne erhitzen, Karotte und Zucchini anbraten.
3. Gekochtes Quinoa und Kurkuma hinzufügen, gut vermengen.
4. Servieren.

Nährwerte (pro Portion): Kalorien 250 | Fett 10 g | Kohlenhydrate 35 g | Protein 6 g

57. Hühnerspieße mit Ananas

Zubereitungszeit: 10 Minuten | **Kochzeit:** 10 Minuten | **Portionen:** 2

Schwierigkeiten: Einfach

Zutaten

- 200 g Hähnchenbrust, gewürfelt
- 100 g frische Ananas, gewürfelt
- 1 rote Paprika, gewürfelt
- 1 EL Olivenöl
- Salz und Pfeffer nach Geschmack

Zubereitung

1. Hähnchen, Ananas und Paprika abwechselnd auf Spieße stecken.
2. Mit Olivenöl bestreichen, salzen und pfeffern.
3. Auf dem Grill oder in einer Pfanne 10 Minuten grillen.
4. Servieren.

Nährwerte (pro Portion): Kalorien 250 | Fett 10 g | Kohlenhydrate 15 g | Protein 25 g

58. Gefüllte Champignons mit Spinat

Zubereitungszeit: 10 Minuten | **Kochzeit:** 20 Minuten | **Portionen:** 2

Schwierigkeiten: Mittel

Zutaten

- 6 große Champignons, entstielt
- 100 g Spinat, gehackt
- 50 g Feta, zerbröselt
- 1 Knoblauchzehe, gehackt
- 1 EL Olivenöl

Zubereitung

1. Olivenöl in einer Pfanne erhitzen, Knoblauch und Spinat anbraten.
2. Spinatmischung und Feta in die Champignons füllen.
3. Bei 180°C 20 Minuten backen.
4. Servieren.

Nährwerte (pro Portion): Kalorien 200 | Fett 12 g | Kohlenhydrate 10 g | Protein 10 g

59. Ratatouille mit frischen Kräutern

Zubereitungszeit: 15 Minuten | **Kochzeit:** 30 Minuten | **Portionen:** 2

Schwierigkeiten: Mittel

Zutaten

- 1 Zucchini, gewürfelt
- 1 Aubergine, gewürfelt
- 1 Paprika, gewürfelt
- 1 Dose Tomaten, gehackt
- 1 EL frische Kräuter (z.B. Thymian, Basilikum), gehackt

Zubereitung

1. Olivenöl in einem Topf erhitzen, Zucchini, Aubergine und Paprika anbraten.
2. Gehackte Tomaten und Kräuter hinzufügen, 30 Minuten köcheln lassen.
3. Mit Salz und Pfeffer abschmecken.
4. Servieren.

Nährwerte (pro Portion): Kalorien 180 | Fett 8 g | Kohlenhydrate 25 g | Protein 4 g

60. Gegrilltes Lachsfilet mit Spargel

Zubereitungszeit: 10 Minuten | **Kochzeit:** 15 Minuten | **Portionen:** 2

Schwierigkeiten: Einfach

Zutaten

- 2 Lachsfilets
- 200 g Spargel, holzige Enden entfernt
- 1 EL Olivenöl
- Saft von 1 Zitrone
- Salz und Pfeffer nach Geschmack

Zubereitung

1. Lachsfilets und Spargel mit Olivenöl, Zitronensaft, Salz und Pfeffer einreiben.
2. Auf dem Grill 15 Minuten grillen, bis der Lachs durchgegart und der Spargel weich ist.
3. Servieren.

Nährwerte (pro Portion): Kalorien 300 | Fett 20 g | Kohlenhydrate 5 g | Protein 25 g

Snacks und Desserts: Gesunde Zwischenmahlzeiten

61. Mandel-Granola-Bars

Zubereitungszeit: 10 Minuten | **Kochzeit:** 20 Minuten | **Portionen:** 2

Schwierigkeiten: Mittel

Zutaten

- 100 g Haferflocken
- 50 g Mandeln, gehackt
- 2 EL Honig
- 2 EL Kokosöl, geschmolzen
- 1 TL Vanilleextrakt

Zubereitung

1. Haferflocken und gehackte Mandeln in einer Schüssel vermengen.
2. Honig, Kokosöl und Vanilleextrakt hinzufügen und gut vermischen.
3. Die Mischung in eine Backform drücken und bei 180°C 20 Minuten backen.
4. Abkühlen lassen und in Riegel schneiden.

Nährwerte (pro Portion): Kalorien 250 | Fett 15 g | Kohlenhydrate 30 g | Protein 5 g

62. Griechischer Joghurt mit Honig

Zubereitungszeit: 2 Minuten | **Kochzeit:** 0 Minuten | **Portionen:** 2

Schwierigkeiten: Einfach

Zutaten

- 250 g griechischer Joghurt
- 2 TL Honig
- 1 TL Zimt
- 2 EL gehackte Walnüsse

Zubereitung

1. Joghurt in Schalen aufteilen.
2. Mit Honig und Zimt bestreuen.
3. Mit gehackten Walnüssen garnieren.

Nährwerte (pro Portion): Kalorien 200 | Fett 10 g | Kohlenhydrate 15 g | Protein 10 g

63. Apfelchips mit Zimt

Zubereitungszeit: 10 Minuten | **Kochzeit:** 2 Stunden | **Portionen:** 2

Schwierigkeiten: Einfach

Zutaten

- 2 Äpfel, in dünne Scheiben geschnitten
- 1 TL Zimt
- 1 EL Zitronensaft

Zubereitung

1. Apfelscheiben mit Zitronensaft und Zimt bestreuen.
2. Auf ein Backblech legen und bei 100°C 2 Stunden backen, bis sie knusprig sind.
3. Abkühlen lassen und servieren.

Nährwerte (pro Portion): Kalorien 100 | Fett 0 g | Kohlenhydrate 25 g | Protein 0 g

64. Karottensticks mit Hummus

Zubereitungszeit: 5 Minuten | **Kochzeit:** 0 Minuten | **Portionen:** 2

Schwierigkeiten: Einfach

Zutaten

- 4 Karotten, in Sticks geschnitten
- 100 g Hummus
- 1 TL Olivenöl
- Salz und Pfeffer nach Geschmack

Zubereitung

1. Karottensticks auf einem Teller anrichten.
2. Hummus in eine Schale geben und mit Olivenöl, Salz und Pfeffer abschmecken.
3. Karottensticks in den Hummus dippen.

Nährwerte (pro Portion): Kalorien 150 | Fett 10 g | Kohlenhydrate 15 g | Protein 3 g

65. Nussmischung ohne Salz

Zubereitungszeit: 2 Minuten | **Kochzeit:** 0 Minuten | **Portionen:** 2

Schwierigkeiten: Einfach

Zutaten

- 50 g Mandeln
- 50 g Walnüsse
- 50 g Cashewkerne

Zubereitung

1. Alle Nüsse in einer Schale vermengen.
2. Servieren.

Nährwerte (pro Portion): Kalorien 300 | Fett 25 g | Kohlenhydrate 10 g | Protein 10 g

66. Fruchtspieße mit Melone und Trauben

Zubereitungszeit: 10 Minuten | **Kochzeit:** 0 Minuten | **Portionen:** 2

Schwierigkeiten: Einfach

Zutaten

- 100 g Melone, gewürfelt
- 100 g Trauben
- 1 TL Zitronensaft
- 1 EL Minzblätter

Zubereitung

1. Melonenwürfel und Trauben auf Spieße stecken.
2. Mit Zitronensaft beträufeln und mit Minzblättern garnieren.
3. Servieren.

Nährwerte (pro Portion): Kalorien 80 | Fett 0 g | Kohlenhydrate 20 g | Protein 1 g

67. Beeren-Smoothie mit Chia-Samen

Zubereitungszeit: 5 Minuten | **Kochzeit:** 0 Minuten | **Portionen:** 2

Schwierigkeiten: Einfach

Zutaten

- 100 g gemischte Beeren
- 200 ml Mandelmilch
- 1 EL Chia-Samen
- 1 TL Honig

Zubereitung

1. Beeren, Mandelmilch und Honig in einen Mixer geben.
2. Mixen, bis eine glatte Konsistenz erreicht ist.
3. Chia-Samen unterrühren und servieren.

Nährwerte (pro Portion): Kalorien 150 | Fett 5 g | Kohlenhydrate 20 g | Protein 3 g

68. Gurken-Sandwiches mit Frischkäse

Zubereitungszeit: 5 Minuten | **Kochzeit:** 0 Minuten | **Portionen:** 2
Schwierigkeiten: Einfach

Zutaten

- 1 Gurke, in Scheiben
- 100 g Frischkäse
- 1 EL frische Kräuter (z.B. Dill, Petersilie), gehackt
- Salz und Pfeffer nach Geschmack

Zubereitung

1. Frischkäse mit gehackten Kräutern, Salz und Pfeffer vermengen.
2. Gurkenscheiben mit der Frischkäsemischung bestreichen.
3. Zusammenklappen und servieren.

Nährwerte (pro Portion): Kalorien 100 | Fett 8 g | Kohlenhydrate 5 g | Protein 3 g

69. Haferflocken-Energie-Bällchen

Zubereitungszeit: 10 Minuten | **Kochzeit:** 0 Minuten | **Portionen:** 2
Schwierigkeiten: Einfach

Zutaten

- 100 g Haferflocken
- 2 EL Erdnussbutter
- 2 EL Honig
- 1 EL Chia-Samen
- 1 TL Vanilleextrakt

Zubereitung

1. Alle Zutaten in einer Schüssel vermengen.
2. Aus der Mischung kleine Bällchen formen.
3. Im Kühlschrank fest werden lassen und servieren.

Nährwerte (pro Portion): Kalorien 200 | Fett 10 g | Kohlenhydrate 25 g | Protein 5 g

70. Selbstgemachter Apfelmus

Zubereitungszeit: 10 Minuten | **Kochzeit:** 20 Minuten | **Portionen:** 2

Schwierigkeiten: Einfach

Zutaten

- 4 Äpfel, geschält und gewürfelt
- 1 TL Zimt
- 1 EL Zitronensaft
- 100 ml Wasser

Zubereitung

1. Äpfel, Zimt, Zitronensaft und Wasser in einen Topf geben.
2. Bei mittlerer Hitze 20 Minuten köcheln lassen, bis die Äpfel weich sind.
3. Pürieren und servieren.

Nährwerte (pro Portion): Kalorien 100 | Fett 0 g | Kohlenhydrate 25 g | Protein 0 g

71. Edamame-Bohnen mit Meersalz

Zubereitungszeit: 5 Minuten | **Kochzeit:** 5 Minuten | **Portionen:** 2

Schwierigkeiten: Einfach

Zutaten

- 200 g Edamame-Bohnen, tiefgefroren
- 1 TL Meersalz

Zubereitung

1. Edamame-Bohnen in kochendem Wasser 5 Minuten garen.
2. Abtropfen lassen und mit Meersalz bestreuen.
3. Servieren.

Nährwerte (pro Portion): Kalorien 120 | Fett 5 g | Kohlenhydrate 10 g | Protein 8 g

72. Bananenchips ohne Zucker

Zubereitungszeit: 5 Minuten | **Kochzeit:** 2 Stunden | **Portionen:** 2

Schwierigkeiten: Einfach

Zutaten

- 2 Bananen, in dünne Scheiben geschnitten

- 1 EL Zitronensaft

Zubereitung

1. Bananenscheiben mit Zitronensaft beträufeln.
2. Auf ein Backblech legen und bei 100°C 2 Stunden backen, bis sie knusprig sind.
3. Abkühlen lassen und servieren.

Nährwerte (pro Portion): Kalorien 100 | Fett 0 g | Kohlenhydrate 25 g | Protein 1 g

73. Gemüsesticks mit Guacamole

Zubereitungszeit: 10 Minuten | **Kochzeit:** 0 Minuten | **Portionen:** 2
Schwierigkeiten: Einfach

Zutaten

- 1 Avocado
- 1 Tomate, gewürfelt
- 1 Knoblauchzehe, gehackt
- 1 TL Zitronensaft
- 4 Karotten, in Sticks geschnitten

Zubereitung

1. Avocado, Tomate, Knoblauch und Zitronensaft zu einer glatten Guacamole pürieren.
2. Karottensticks auf einem Teller anrichten.
3. Guacamole dazu servieren.

Nährwerte (pro Portion): Kalorien 150 | Fett 10 g | Kohlenhydrate 15 g | Protein 2 g

74. Wassermelonenwürfel mit Minze

Zubereitungszeit: 5 Minuten | **Kochzeit:** 0 Minuten | **Portionen:** 2
Schwierigkeiten: Einfach

Zutaten

- 200 g Wassermelone, gewürfelt
- 1 EL Minzblätter, gehackt

Zubereitung

1. Wassermelonenwürfel in eine Schale geben.
2. Mit gehackten Minzblättern bestreuen.
3. Servieren.

Nährwerte (pro Portion): Kalorien 50 | Fett 0 g | Kohlenhydrate 12 g | Protein 1 g

75. Gebackene Kichererbsen mit Paprika

Zubereitungszeit: 10 Minuten | **Kochzeit:** 30 Minuten | **Portionen:** 2

Schwierigkeiten: Einfach

Zutaten

- 200 g Kichererbsen, gekocht
- 1 EL Olivenöl
- 1 TL Paprikapulver
- Salz und Pfeffer nach Geschmack

Zubereitung

1. Kichererbsen mit Olivenöl, Paprikapulver, Salz und Pfeffer vermengen.
2. Auf ein Backblech legen und bei 200°C 30 Minuten backen, bis sie knusprig sind.
3. Abkühlen lassen und servieren.

Nährwerte (pro Portion): Kalorien 150 | Fett 8 g | Kohlenhydrate 15 g | Protein 5 g

76. Birnen mit Mandelbutter

Zubereitungszeit: 5 Minuten | **Kochzeit:** 0 Minuten | **Portionen:** 2

Schwierigkeiten: Einfach

Zutaten

- 2 Birnen, in Scheiben
- 2 EL Mandelbutter
- 1 TL Zimt

Zubereitung

1. Birnenscheiben auf einem Teller anrichten.
2. Mit Mandelbutter bestreichen und mit Zimt bestreuen.
3. Servieren.

Nährwerte (pro Portion): Kalorien 150 | Fett 8 g | Kohlenhydrate 20 g | Protein 2 g

77. Erdbeer-Smoothie mit Kokosmilch

Zubereitungszeit: 5 Minuten | **Kochzeit:** 0 Minuten | **Portionen:** 2

Schwierigkeiten: Einfach

Zutaten

- 150 g Erdbeeren
- 200 ml Kokosmilch
- 1 TL Honig
- 1 EL Chia-Samen

Zubereitung

1. Erdbeeren, Kokosmilch und Honig in einen Mixer geben.
2. Mixen, bis eine glatte Konsistenz erreicht ist.
3. Chia-Samen unterrühren und servieren.

Nährwerte (pro Portion): Kalorien 200 | Fett 12 g | Kohlenhydrate 20 g | Protein 2 g

78. Quark mit Beeren

Zubereitungszeit: 5 Minuten | **Kochzeit:** 0 Minuten | **Portionen:** 2
Schwierigkeiten: Einfach

Zutaten

- 250 g Magerquark
- 100 g gemischte Beeren
- 1 TL Honig
- 1 TL Vanilleextrakt

Zubereitung

1. Quark in Schalen aufteilen.
2. Beeren, Honig und Vanilleextrakt hinzufügen.
3. Gut vermengen und servieren.

Nährwerte (pro Portion): Kalorien 150 | Fett 2 g | Kohlenhydrate 15 g | Protein 20 g

79. Avocado auf Reiswaffeln

Zubereitungszeit: 5 Minuten | **Kochzeit:** 0 Minuten | **Portionen:** 2
Schwierigkeiten: Einfach

Zutaten

- 1 Avocado
- 4 Reiswaffeln
- 1 TL Zitronensaft
- Salz und Pfeffer nach Geschmack

Zubereitung

1. Avocado schälen und zerdrücken, mit Zitronensaft, Salz und Pfeffer vermengen.

2. Avocadocreme auf Reiswaffeln streichen.

3. Servieren.

Nährwerte (pro Portion): Kalorien 150 | Fett 10 g | Kohlenhydrate 15 g | Protein 2 g

80. Gekochte Eier

Zubereitungszeit: 2 Minuten | **Kochzeit:** 10 Minuten | **Portionen:** 2

Schwierigkeiten: Einfach

Zutaten

- 4 Eier
- Salz und Pfeffer nach Geschmack

Zubereitung

1. Eier in kochendem Wasser 10 Minuten hart kochen.

2. Abschrecken, schälen und halbieren.

3. Mit Salz und Pfeffer bestreuen und servieren.

Nährwerte (pro Portion): Kalorien 150 | Fett 10 g | Kohlenhydrate 1 g | Protein 12 g

81. Heidelbeer-Joghurt-Popsicles

Zubereitungszeit: 5 Minuten | **Kochzeit:** 0 Minuten (plus Gefrierzeit) | **Portionen:** 2

Schwierigkeiten: Einfach

Zutaten

- 200 g Heidelbeeren
- 200 g griechischer Joghurt
- 1 TL Honig
- 1 TL Vanilleextrakt

Zubereitung

1. Heidelbeeren, Joghurt, Honig und Vanilleextrakt in einem Mixer pürieren.

2. Die Mischung in Popsicle-Formen füllen und mindestens 4 Stunden einfrieren.

3. Servieren.

Nährwerte (pro Portion): Kalorien 100 | Fett 2 g | Kohlenhydrate 15 g | Protein 5 g

82. Gebackene Apfelscheiben mit Zimt

Zubereitungszeit: 5 Minuten | **Kochzeit:** 2 Stunden | **Portionen:** 2

Schwierigkeiten: Einfach

Zutaten

- 2 Äpfel, in dünne Scheiben geschnitten
- 1 TL Zimt
- 1 EL Zitronensaft

Zubereitung

1. Apfelscheiben mit Zitronensaft und Zimt bestreuen.
2. Auf ein Backblech legen und bei 100°C 2 Stunden backen, bis sie knusprig sind.
3. Abkühlen lassen und servieren.

Nährwerte (pro Portion): Kalorien 100 | Fett 0 g | Kohlenhydrate 25 g | Protein 0 g

83. Mango-Sorbet

Zubereitungszeit: 10 Minuten | **Kochzeit:** 0 Minuten (plus Gefrierzeit) | **Portionen:** 2

Schwierigkeiten: Einfach

Zutaten

- 2 reife Mangos, geschält und gewürfelt
- 1 EL Zitronensaft
- 1 EL Honig

Zubereitung

1. Mangowürfel, Zitronensaft und Honig in einem Mixer pürieren.
2. Die Mischung in eine Gefrierschüssel geben und mindestens 4 Stunden einfrieren.
3. Servieren.

Nährwerte (pro Portion): Kalorien 100 | Fett 0 g | Kohlenhydrate 25 g | Protein 1 g

84. Gurkenscheiben mit Dill-Dip

Zubereitungszeit: 5 Minuten | **Kochzeit:** 0 Minuten | **Portionen:** 2

Schwierigkeiten: Einfach

Zutaten

- 1 Gurke, in Scheiben
- 100 g Joghurt
- 1 EL frischer Dill, gehackt
- 1 TL Zitronensaft
- Salz und Pfeffer nach Geschmack

Zubereitung

1. Joghurt, Dill, Zitronensaft, Salz und Pfeffer in einer Schale vermengen.
2. Gurkenscheiben auf einem Teller anrichten.
3. Dill-Dip dazu servieren.

Nährwerte (pro Portion): Kalorien 50 | Fett 1 g | Kohlenhydrate 8 g | Protein 2 g

85. Himbeer-Chia-Pudding

Zubereitungszeit: 5 Minuten (plus Kühlzeit) | **Kochzeit:** 0 Minuten | **Portionen:** 2

Schwierigkeiten: Einfach

Zutaten

- 200 ml Mandelmilch
- 3 EL Chia-Samen
- 100 g Himbeeren
- 1 TL Vanilleextrakt
- 1 TL Honig

Zubereitung

1. Mandelmilch, Chia-Samen, Vanilleextrakt und Honig in einer Schale vermengen.
2. Über Nacht im Kühlschrank quellen lassen.
3. Mit frischen Himbeeren garnieren und servieren.

Nährwerte (pro Portion): Kalorien 150 | Fett 8 g | Kohlenhydrate 15 g | Protein 3 g

Nierenfreundliche Getränke

86. Zitronenwasser

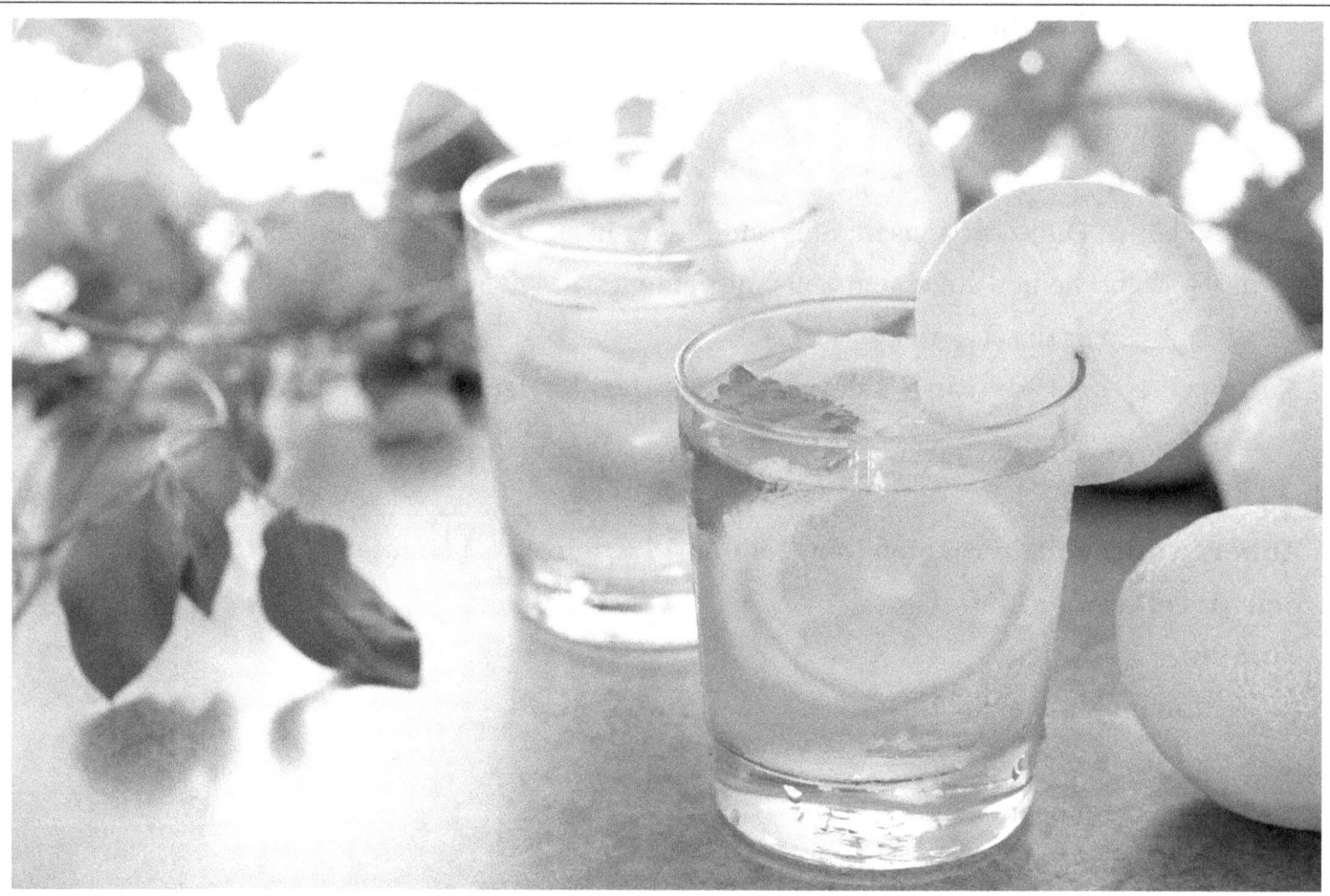

Zubereitungszeit: 5 Minuten | **Kochzeit:** 0 Minuten | **Portionen:** 2

Schwierigkeiten: Einfach

Zutaten

- 1 Zitrone
- 500 ml Wasser
- Einige Eiswürfel

Zubereitung

1. Zitrone auspressen und den Saft in einen Krug geben.
2. Wasser und Eiswürfel hinzufügen.
3. Gut umrühren und servieren.

Nährwerte (pro Portion): Kalorien 5 | Fett 0 g | Kohlenhydrate 1 g | Protein 0 g

87. Grüner Tee mit Minze

Zubereitungszeit: 5 Minuten | **Kochzeit:** 5 Minuten | **Portionen:** 2

Schwierigkeiten: Einfach

Zutaten

- 2 TL grüner Tee
- 500 ml Wasser
- 1 Handvoll frische Minzblätter

Zubereitung

1. Wasser zum Kochen bringen, grünen Tee und Minzblätter hinzufügen.
2. 3-5 Minuten ziehen lassen.
3. Abseihen und servieren.

Nährwerte (pro Portion): Kalorien 0 | Fett 0 g | Kohlenhydrate 0 g | Protein 0 g

88. Beeren-Smoothie

Zubereitungszeit: 5 Minuten | **Kochzeit:** 0 Minuten | **Portionen:** 2

Schwierigkeiten: Einfach

Zutaten

- 100 g gemischte Beeren
- 200 ml Wasser
- 1 TL Honig

Zubereitung

1. Beeren, Wasser und Honig in einen Mixer geben.
2. Mixen, bis eine glatte Konsistenz erreicht ist.
3. In Gläser füllen und servieren.

Nährwerte (pro Portion): Kalorien 50 | Fett 0 g | Kohlenhydrate 12 g | Protein 0 g

89. Gurkenwasser

Zubereitungszeit: 5 Minuten | **Kochzeit:** 0 Minuten | **Portionen:** 2

Schwierigkeiten: Einfach

Zutaten

- 1/2 Gurke, in Scheiben
- 500 ml Wasser
- Einige Eiswürfel

Zubereitung

1. Gurkenscheiben in einen Krug geben.
2. Wasser und Eiswürfel hinzufügen.
3. Gut umrühren und servieren.

Nährwerte (pro Portion): Kalorien 5 | Fett 0 g | Kohlenhydrate 1 g | Protein 0 g

90. Ingwertee

Zubereitungszeit: 5 Minuten | **Kochzeit:** 10 Minuten | **Portionen:** 2

Schwierigkeiten: Einfach

Zutaten

- 1 Stück frischer Ingwer (ca. 5 cm), in Scheiben
- 500 ml Wasser
- 1 TL Honig (optional)

Zubereitung

1. Wasser zum Kochen bringen, Ingwerscheiben hinzufügen.
2. 10 Minuten köcheln lassen.
3. Abseihen und nach Belieben mit Honig süßen.

Nährwerte (pro Portion): Kalorien 10 | Fett 0 g | Kohlenhydrate 2 g | Protein 0 g

91. Kokoswasser

Zubereitungszeit: 0 Minuten | **Kochzeit:** 0 Minuten | **Portionen:** 2

Schwierigkeiten: Einfach

Zutaten

- 500 ml Kokoswasser

Zubereitung

1. Kokoswasser in Gläser füllen.
2. Servieren.

Nährwerte (pro Portion): Kalorien 30 | Fett 0 g | Kohlenhydrate 7 g | Protein 0 g

92. Wassermelonen-Saft

Zubereitungszeit: 5 Minuten | **Kochzeit:** 0 Minuten | **Portionen:** 2

Schwierigkeiten: Einfach

Zutaten

- 200 g Wassermelone, entkernt und gewürfelt
- 1 TL Zitronensaft

Zubereitung

1. Wassermelone und Zitronensaft in einen Mixer geben.
2. Mixen, bis eine glatte Konsistenz erreicht ist.
3. In Gläser füllen und servieren.

Nährwerte (pro Portion): Kalorien 40 | Fett 0 g | Kohlenhydrate 10 g | Protein 1 g

93. Pfefferminztee

Zubereitungszeit: 5 Minuten | **Kochzeit:** 5 Minuten | **Portionen:** 2

Schwierigkeiten: Einfach

Zutaten

- 2 TL Pfefferminzblätter (getrocknet)
- 500 ml Wasser

Zubereitung

1. Wasser zum Kochen bringen, Pfefferminzblätter hinzufügen.
2. 5 Minuten ziehen lassen.
3. Abseihen und servieren.

Nährwerte (pro Portion): Kalorien 0 | Fett 0 g | Kohlenhydrate 0 g | Protein 0 g

94. Apfel-Zimt-Wasser

Zubereitungszeit: 5 Minuten | **Kochzeit:** 0 Minuten | **Portionen:** 2

Schwierigkeiten: Einfach

Zutaten

- 1 Apfel, in Scheiben
- 1 Zimtstange
- 500 ml Wasser

Zubereitung

1. Apfelscheiben und Zimtstange in einen Krug geben.
2. Wasser hinzufügen.
3. Gut umrühren und servieren.

Nährwerte (pro Portion): Kalorien 10 | Fett 0 g | Kohlenhydrate 3 g | Protein 0 g

95. Karotten-Orangen-Saft

Zubereitungszeit: 5 Minuten | **Kochzeit:** 0 Minuten | **Portionen:** 2
Schwierigkeiten: Einfach

Zutaten

- 2 Karotten, geschält und gewürfelt
- 2 Orangen, geschält und gewürfelt

Zubereitung

1. Karotten und Orangen in einen Entsafter geben.
2. Den Saft in Gläser füllen und servieren.

Nährwerte (pro Portion): Kalorien 80 | Fett 0 g | Kohlenhydrate 20 g | Protein 1 g

96. Hibiskustee

Zubereitungszeit: 5 Minuten | **Kochzeit:** 10 Minuten | **Portionen:** 2
Schwierigkeiten: Einfach

Zutaten

- 2 EL getrocknete Hibiskusblüten
- 500 ml Wasser
- 1 TL Honig (optional)

Zubereitung

1. Wasser zum Kochen bringen, Hibiskusblüten hinzufügen.
2. 10 Minuten ziehen lassen.
3. Abseihen und nach Belieben mit Honig süßen.

Nährwerte (pro Portion): Kalorien 10 | Fett 0 g | Kohlenhydrate 2 g | Protein 0 g

97. Erdbeer-Minze-Wasser

Zubereitungszeit: 5 Minuten | **Kochzeit:** 0 Minuten | **Portionen:** 2

Schwierigkeiten: Einfach

Zutaten

- 100 g Erdbeeren, in Scheiben
- 1 Handvoll frische Minzblätter
- 500 ml Wasser

Zubereitung

1. Erdbeeren und Minzblätter in einen Krug geben.
2. Wasser hinzufügen.
3. Gut umrühren und servieren.

Nährwerte (pro Portion): Kalorien 10 | Fett 0 g | Kohlenhydrate 2 g | Protein 0 g

98. Rote-Bete-Saft

Zubereitungszeit: 5 Minuten | **Kochzeit:** 0 Minuten | **Portionen:** 2

Schwierigkeiten: Einfach

Zutaten

- 2 kleine Rote Beten, geschält und gewürfelt
- 1 Apfel, geschält und gewürfelt

Zubereitung

1. Rote Beten und Apfel in einen Entsafter geben.
2. Den Saft in Gläser füllen und servieren.

Nährwerte (pro Portion): Kalorien 70 | Fett 0 g | Kohlenhydrate 18 g | Protein 1 g

99. Birnen-Ingwer-Tee

Zubereitungszeit: 5 Minuten | **Kochzeit:** 10 Minuten | **Portionen:** 2

Schwierigkeiten: Einfach

Zutaten

- 1 Birne, in Scheiben
- 1 Stück Ingwer (ca. 5 cm), in Scheiben
- 500 ml Wasser

Zubereitung

1. Wasser zum Kochen bringen, Birnen- und Ingwerscheiben hinzufügen.

2. 10 Minuten köcheln lassen.

3. Abseihen und servieren.

Nährwerte (pro Portion): Kalorien 20 | Fett 0 g | Kohlenhydrate 5 g | Protein 0 g

100. Cranberry-Saft

Zubereitungszeit: 5 Minuten | **Kochzeit:** 0 Minuten | **Portionen:** 2

Schwierigkeiten: Einfach

Zutaten

- 200 g frische Cranberries
- 500 ml Wasser
- 1 TL Honig (optional)

Zubereitung

1. Cranberries und Wasser in einen Mixer geben.

2. Mixen, bis eine glatte Konsistenz erreicht ist.

3. Nach Belieben mit Honig süßen und servieren.

Nährwerte (pro Portion): Kalorien 30 | Fett 0 g | Kohlenhydrate 8 g | Protein 0 g

101. Honig-Zitronen-Tee

Zubereitungszeit: 5 Minuten | **Kochzeit:** 5 Minuten | **Portionen:** 2

Schwierigkeiten: Einfach

Zutaten

- Saft von 1 Zitrone
- 1 TL Honig
- 500 ml Wasser

Zubereitung

1. Wasser zum Kochen bringen, Zitronensaft und Honig hinzufügen.

2. Gut umrühren und servieren.

Nährwerte (pro Portion): Kalorien 10 | Fett 0 g | Kohlenhydrate 3 g | Protein 0 g

102. Grapefruit-Saft

Zubereitungszeit: 5 Minuten | **Kochzeit:** 0 Minuten | **Portionen:** 2

Schwierigkeiten: Einfach

Zutaten

- 2 Grapefruits, geschält und gewürfelt

Zubereitung

1. Grapefruitstücke in einen Entsafter geben.
2. Den Saft in Gläser füllen und servieren.

Nährwerte (pro Portion): Kalorien 50 | Fett 0 g | Kohlenhydrate 13 g | Protein 1 g

103. Gurken-Limetten-Wasser

Zubereitungszeit: 5 Minuten | **Kochzeit:** 0 Minuten | **Portionen:** 2

Schwierigkeiten: Einfach

Zutaten

- 1/2 Gurke, in Scheiben
- Saft von 1 Limette
- 500 ml Wasser

Zubereitung

1. Gurkenscheiben und Limettensaft in einen Krug geben.
2. Wasser hinzufügen.
3. Gut umrühren und servieren.

Nährwerte (pro Portion): Kalorien 5 | Fett 0 g | Kohlenhydrate 1 g | Protein 0 g

104. Pfirsich-Eistee

Zubereitungszeit: 10 Minuten | **Kochzeit:** 10 Minuten | **Portionen:** 2

Schwierigkeiten: Mittel

Zutaten

- 2 Pfirsiche, gewürfelt
- 2 TL schwarzer Tee
- 500 ml Wasser
- 1   TL   Honig

Zubereitung

1. Wasser zum Kochen bringen, schwarzen Tee hinzufügen und 5 Minuten ziehen lassen.
2. Pfirsichwürfel und Honig in den Tee geben.
3. Abkühlen lassen und servieren.

Nährwerte (pro Portion): Kalorien 40 | Fett 0 g | Kohlenhydrate 10 g | Protein 0 g

105. Heidelbeer-Lavendel-Tee

Zubereitungszeit: 5 Minuten | **Kochzeit:** 10 Minuten | **Portionen:** 2

Schwierigkeiten: Einfach

Zutaten

- 100 g Heidelbeeren
- 1 TL getrockneter Lavendel
- 500 ml Wasser

Zubereitung

1. Wasser zum Kochen bringen, Heidelbeeren und Lavendel hinzufügen.
2. 10 Minuten ziehen lassen.
3. Abseihen und servieren.

Nährwerte (pro Portion): Kalorien 20 | Fett 0 g | Kohlenhydrate 5 g | Protein 0 g

Kapitel 4: Praktische Tipps und Lebensstil

Ein gesunder Lebensstil ist für Menschen mit Nierenerkrankungen von entscheidender Bedeutung. Neben einer angepassten Ernährung spielen auch Flüssigkeitszufuhr und Stressbewältigung eine zentrale Rolle, um die Nieren zu entlasten und ihre Funktion zu unterstützen. Eine ausgewogene Flüssigkeitszufuhr hilft, die Nieren zu entlasten, indem sie Abfallstoffe effizient aus dem Körper entfernt. Gleichzeitig ist die Fähigkeit, Stress effektiv zu bewältigen, unerlässlich, da chronischer Stress den Blutdruck erhöhen und die Nieren zusätzlich belasten kann. Durch gezielte Maßnahmen in diesen Bereichen kann die Gesundheit der Nieren nachhaltig gefördert werden.

Die Bedeutung der Flüssigkeitszufuhr

Die Bedeutung der Flüssigkeitszufuhr für die Gesundheit kann nicht genug betont werden, insbesondere wenn es um die Nierengesundheit geht. Unsere Nieren, die fleißigen Filterorgane unseres Körpers, sind auf eine ausreichende und ausgewogene Flüssigkeitszufuhr angewiesen, um ihre vielfältigen Aufgaben effizient zu erfüllen. Doch was genau bedeutet eine angemessene Flüssigkeitszufuhr für die Nieren, und wie kann man sicherstellen, dass man die richtige Menge und Art von Flüssigkeit zu sich nimmt?

Zunächst ist es wichtig zu verstehen, dass die Nieren eine zentrale Rolle im Flüssigkeitshaushalt des Körpers spielen. Sie regulieren die Menge an Flüssigkeit, die im Körper verbleibt, und die Menge, die ausgeschieden wird. Dieser Balanceakt ist entscheidend für die Aufrechterhaltung eines stabilen inneren Milieus, das für das Funktionieren aller Körperzellen notwendig ist. Durch die Filtration des Blutes entfernen die Nieren Abfallstoffe und überschüssige Flüssigkeiten, die dann als Urin ausgeschieden werden.

Eine ausreichende Flüssigkeitszufuhr unterstützt die Nieren bei ihrer Aufgabe, das Blut zu filtern und Abfallstoffe auszuscheiden. Wenn nicht genügend Flüssigkeit im Körper vorhanden ist, können die Nieren nicht effizient arbeiten, was zu einer Konzentration von Abfallstoffen im Blut führt. Dies kann langfristig zu einer Schädigung der Nieren und anderen gesundheitlichen Problemen führen. Ein gut hydrierter Körper ermöglicht es den Nieren, die Abfallstoffe effektiv aus dem Blut zu entfernen und in den Urin zu überführen.

Die Menge an Flüssigkeit, die eine Person benötigt, kann von verschiedenen Faktoren abhängen, darunter Alter, Geschlecht, körperliche Aktivität und Gesundheitszustand. Allgemein wird empfohlen, etwa 1,5 bis 2 Liter Flüssigkeit pro Tag zu sich zu nehmen. Es ist jedoch wichtig, diese Empfehlung an die individuellen Bedürfnisse anzupassen, insbesondere bei Personen mit Nierenerkrankungen. In einigen Fällen kann es notwendig sein, die Flüssigkeitszufuhr zu begrenzen, um eine Überlastung der Nieren zu vermeiden.

Nicht nur die Menge, sondern auch die Art der zugeführten Flüssigkeit ist entscheidend. Wasser ist die beste Wahl, da es keine Kalorien, Zucker oder zusätzliche Stoffe enthält, die die Nieren belasten könnten. Mineralwasser kann ebenfalls eine gute Option sein, insbesondere wenn es wenig Natrium enthält. Fruchtsäfte und gesüßte Getränke sollten in Maßen konsumiert werden, da sie zusätzlichen Zucker und Kalorien liefern, die nicht notwendig sind und die Nieren zusätzlich belasten können.

Für Menschen mit bestimmten Nierenerkrankungen kann es ratsam sein, spezielle, nierenfreundliche Getränke zu konsumieren. Diese sind so formuliert, dass sie wenig Natrium, Kalium und Phosphor enthalten und somit die Nieren nicht unnötig belasten. In Absprache mit einem Ernährungsberater oder Arzt können solche Getränke eine sinnvolle Ergänzung zur täglichen Flüssigkeitszufuhr darstellen.

Ein weiteres wichtiges Konzept ist die regelmäßige Flüssigkeitszufuhr über den Tag verteilt. Anstatt große Mengen Flüssigkeit auf einmal zu trinken, ist es besser, kleinere Mengen kontinuierlich zu sich zu nehmen. Dies hilft den Nieren, ihre Funktion gleichmäßig zu erfüllen, und verhindert, dass der Körper dehydriert oder überlastet wird. Es kann hilfreich sein, sich daran zu gewöhnen, regelmäßig Wasser zu trinken, indem man beispielsweise eine Wasserflasche stets griffbereit hält.

Besondere Aufmerksamkeit sollte der Flüssigkeitszufuhr während körperlicher Aktivität und bei hohen Temperaturen geschenkt werden. Schwitzen führt zu einem erhöhten Flüssigkeitsverlust, der ausgeglichen werden muss, um eine Dehydrierung zu vermeiden. Auch bei Fieber, Durchfall oder Erbrechen steigt der Flüssigkeitsbedarf, und es ist wichtig, diesen erhöhten Bedarf durch zusätzliche Flüssigkeitsaufnahme zu decken.

Neben der Flüssigkeitszufuhr durch Getränke kann auch wasserreiches Obst und Gemüse einen wichtigen Beitrag zur Hydrierung leisten. Lebensmittel wie Gurken, Melonen, Erdbeeren und Zucchini haben einen hohen Wassergehalt und können helfen, den Flüssigkeitshaushalt zu unterstützen. Diese natürlichen Quellen von Flüssigkeit sind zudem reich an Vitaminen und Mineralstoffen, die zur allgemeinen Gesundheit beitragen.

Es ist jedoch auch wichtig, Warnsignale für eine Überhydrierung zu erkennen. Zu viel Wasser auf einmal zu trinken kann zu einer Verdünnung des Natriums im Blut führen, was als Hyponatriämie bekannt ist. Symptome können Übelkeit, Kopfschmerzen und in schweren Fällen Krampfanfälle und Bewusstlosigkeit sein. Menschen mit Nierenerkrankungen sollten daher immer auf die Anweisungen ihres Arztes bezüglich der optimalen Flüssigkeitsmenge achten.

Ein weiteres nützliches Instrument zur Überwachung der Flüssigkeitszufuhr ist die Beobachtung der Urinfarbe. Klarer bis hellgelber Urin ist in der Regel ein Zeichen für eine gute Hydrierung, während dunkelgelber oder bernsteinfarbener Urin auf eine unzureichende Flüssigkeitszufuhr hinweisen kann. Diese einfache Methode kann helfen, die tägliche Flüssigkeitsaufnahme anzupassen und sicherzustellen, dass der Körper gut hydriert bleibt.

Für Menschen mit chronischen Nierenerkrankungen kann eine regelmäßige Überprüfung des Flüssigkeitshaushalts und der Nierenfunktion durch einen Arzt notwendig sein. Blut- und Urintests können wichtige Informationen über die Nierenfunktion und den Elektrolythaushalt liefern und helfen, die richtige Menge an Flüssigkeit und Elektrolyten festzulegen, die der Körper benötigt.

Zusammengefasst ist eine ausgewogene Flüssigkeitszufuhr ein wesentlicher Bestandteil einer nierenfreundlichen Lebensweise. Durch die richtige Menge und Art der Flüssigkeit können die Nieren entlastet und ihre Funktion unterstützt werden. Individuelle Anpassungen und regelmäßige Überwachung sind dabei entscheidend, um die bestmögliche Pflege und Unterstützung der Nieren zu gewährleisten. Ein bewusster Umgang mit der Flüssigkeitszufuhr trägt nicht nur zur Nierengesundheit bei, sondern fördert auch das allgemeine Wohlbefinden und die Lebensqualität.

Stressbewältigung und ihre Bedeutung für die Nierengesundheit

Stress ist ein allgegenwärtiger Bestandteil des modernen Lebens und kann weitreichende Auswirkungen auf die allgemeine Gesundheit haben. Besonders für Menschen mit Nierenerkrankungen ist das Management von Stress von entscheidender Bedeutung, da chronischer Stress die Nieren zusätzlich belasten und das Fortschreiten der Erkrankung beschleunigen kann. Ein tiefes Verständnis der Zusammenhänge zwischen Stress und Nierengesundheit sowie effektive Strategien zur Stressbewältigung können daher wesentlich zur Verbesserung des Wohlbefindens beitragen.

Zunächst ist es wichtig zu verstehen, wie Stress den Körper beeinflusst. Bei Stress handelt es sich um eine Reaktion des Körpers auf Herausforderungen oder Bedrohungen, die als "Kampf-oder-Flucht"-Reaktion bekannt ist. Diese Reaktion führt zu einer Freisetzung von Stresshormonen wie Adrenalin und Cortisol, die den Blutdruck erhöhen, die Herzfrequenz steigern und den Körper in einen Zustand erhöhter Wachsamkeit versetzen. Während kurzfristiger Stress eine normale und oft hilfreiche Reaktion ist, kann chronischer Stress zu anhaltenden gesundheitlichen Problemen führen.

Für die Nieren bedeutet anhaltender Stress eine erhöhte Belastung. Die Freisetzung von Stresshormonen kann den Blutdruck dauerhaft erhöhen, was die Nieren schädigen kann, da sie empfindlich auf Veränderungen im Blutdruck reagieren. Ein hoher Blutdruck ist einer der Hauptfaktoren für die Verschlechterung der Nierenfunktion und kann das Risiko für Nierenversagen erhöhen. Darüber hinaus kann Stress die Immunfunktion beeinträchtigen und Entzündungen im Körper fördern, was ebenfalls negative Auswirkungen auf die Nieren haben kann.

Die Verbindung zwischen Stress und Nierengesundheit macht deutlich, warum effektive Stressbewältigung so wichtig ist. Es gibt verschiedene Strategien, die helfen können, Stress abzubauen und somit die Gesundheit der Nieren zu unterstützen. Eine der grundlegendsten Methoden ist regelmäßige körperliche Aktivität. Bewegung hat nachweislich positive Effekte auf das Stressniveau, da sie die Freisetzung von Endorphinen fördert, die als natürliche Stimmungsaufheller wirken. Ob Spaziergänge, Yoga, Schwimmen oder andere Formen von Bewegung – regelmäßige körperliche Aktivität kann helfen, Stress zu reduzieren und die körperliche Gesundheit zu verbessern.

Neben der körperlichen Bewegung spielt auch die richtige Ernährung eine wichtige Rolle bei der Stressbewältigung. Eine ausgewogene, nierenfreundliche Ernährung kann dazu beitragen, den Körper mit den notwendigen Nährstoffen zu versorgen und das allgemeine Wohlbefinden zu fördern. Bestimmte Lebensmittel, wie solche, die reich an Omega-3-Fettsäuren, Antioxidantien und Magnesium sind, können helfen, die Stressreaktion des Körpers zu mildern. Omega-3-Fettsäuren, die in fettem Fisch, Leinsamen und Walnüssen vorkommen, haben entzündungshemmende Eigenschaften und können helfen, den Blutdruck zu regulieren. Antioxidantien, die in einer Vielzahl von Obst und Gemüse enthalten sind, können die Auswirkungen von Stress auf die Zellen des Körpers verringern. Magnesium, das in grünem Blattgemüse, Nüssen und Vollkornprodukten zu finden ist, kann die Muskeln entspannen und die Nervenfunktion unterstützen.

Eine weitere wichtige Technik zur Stressbewältigung ist die Praxis von Entspannungstechniken. Methoden wie tiefe Atemübungen, progressive Muskelentspannung, Meditation und Achtsamkeitstraining können dabei helfen, den Geist zu beruhigen und die physiologischen Auswirkungen von Stress zu verringern. Tiefes Atmen beispielsweise kann das parasympathische Nervensystem aktivieren, das für die "Ruhe und Verdauung"-Reaktion des Körpers verantwortlich ist, und so den Herzschlag verlangsamen und den Blutdruck senken. Meditation und Achtsamkeitstraining fördern die Konzentration auf den gegenwärtigen Moment und können helfen, stressbedingte Gedankenmuster zu durchbrechen.

Auch soziale Unterstützung spielt eine entscheidende Rolle bei der Stressbewältigung. Der Austausch mit Freunden, Familie oder Unterstützungsgruppen kann helfen, Stress zu reduzieren und ein Gefühl der Verbundenheit und Unterstützung zu fördern. Menschen, die ein starkes soziales Netzwerk haben, sind oft besser in der Lage, mit stressigen Situationen umzugehen und fühlen sich weniger isoliert. Der Austausch von Erfahrungen und das Teilen von Sorgen kann emotionalen Druck abbauen und helfen, neue Perspektiven und Bewältigungsstrategien zu entwickeln.

Schlaf ist ebenfalls ein wichtiger Faktor im Umgang mit Stress. Chronischer Schlafmangel kann die Stressresistenz des Körpers verringern und zu einer Verschlechterung der allgemeinen Gesundheit führen. Ausreichender und qualitativ guter Schlaf unterstützt die Regeneration des Körpers und hilft, das emotionale Gleichgewicht zu wahren. Eine regelmäßige Schlafroutine, eine entspannende Schlafumgebung und der Verzicht auf stimulierende Aktivitäten vor dem Schlafengehen können die Schlafqualität verbessern und so zur Stressbewältigung beitragen.

Schließlich kann auch die berufliche und persönliche Lebensbalance eine wichtige Rolle spielen. Überarbeitung und das Gefühl, ständig erreichbar sein zu müssen, können erheblichen Stress verursachen. Es ist wichtig, Grenzen zu setzen und regelmäßig Zeit für sich selbst einzuplanen, um Aktivitäten nachzugehen, die Freude bereiten und entspannen. Hobbys, kreative Tätigkeiten und einfach nur Zeit in der Natur zu verbringen, können dazu beitragen, den Geist zu beruhigen und das Wohlbefinden zu fördern.

Insgesamt ist die Bewältigung von Stress ein vielschichtiger Prozess, der eine Kombination aus körperlicher Aktivität, gesunder Ernährung, Entspannungstechniken, sozialer Unterstützung und ausreichend Schlaf erfordert. Für Menschen mit Nierenerkrankungen ist es besonders wichtig, auf diese Aspekte zu achten, da chronischer Stress die Nierenfunktion beeinträchtigen kann. Indem man bewusst Strategien zur Stressreduktion in den Alltag integriert, kann man nicht nur die Nierengesundheit unterstützen, sondern auch das allgemeine Wohlbefinden und die Lebensqualität erheblich verbessern.

Ein ganzheitlicher Ansatz zur Förderung der Nierengesundheit umfasst nicht nur eine angepasste Ernährung, sondern auch die richtige Flüssigkeitszufuhr und effektive Stressbewältigung. Durch regelmäßige Bewegung, ausgewogene Ernährung, ausreichenden Schlaf und soziale Unterstützung können Menschen mit Nierenerkrankungen ihre Gesundheit positiv beeinflussen. Die Integration von Entspannungstechniken und einer bewussten Lebensbalance trägt dazu bei, den Stresspegel zu senken und die Nieren zu entlasten. Insgesamt tragen diese praktischen Ratschläge zu einem verbesserten Wohlbefinden und einer besseren Lebensqualität bei.

Schlussfolgerung

Die Erhaltung der Nierengesundheit ist eine fortlaufende Herausforderung, die kontinuierliche Anstrengungen und die richtige Unterstützung erfordert. Die Rolle von Kontinuität und Motivation ist hierbei von zentraler Bedeutung, um langfristige Erfolge zu erzielen. Ebenso wichtig sind Ermutigung und praktische Ratschläge, die dabei helfen, den Alltag zu meistern und die Lebensqualität zu verbessern. Darüber hinaus können die richtigen Kontaktinformationen und Unterstützungsmöglichkeiten den entscheidenden Unterschied machen, indem sie Zugang zu wertvollen Ressourcen und Gemeinschaften bieten.

Die Bedeutung von Kontinuität und Motivation

Die Reise zu einer besseren Nierengesundheit ist kein Sprint, sondern ein Marathon, der Ausdauer, Geduld und unerschütterliche Motivation erfordert. Die Bedeutung von Kontinuität und Motivation kann nicht genug betont werden, denn diese beiden Faktoren sind entscheidend, um langfristige Erfolge zu erzielen und ein gesundes, erfülltes Leben zu führen.

Kontinuität bedeutet, dass man eine bestimmte Praxis oder Gewohnheit regelmäßig und beständig fortsetzt. Bei der Pflege der Nierengesundheit bedeutet dies, dass man sich kontinuierlich an die nierenfreundliche Ernährung hält, regelmäßig Flüssigkeit zu sich nimmt und sich um ein ausgewogenes Leben kümmert. Es ist leicht, anfangs enthusiastisch zu sein und neue Ernährungspläne und Lebensstiländerungen zu übernehmen, aber die wahre Herausforderung besteht darin, diese Änderungen langfristig beizubehalten. Hier spielt Kontinuität eine zentrale Rolle. Durch die beständige Anwendung gesunder Praktiken werden diese zu einem festen Bestandteil des täglichen Lebens, was die Wahrscheinlichkeit erhöht, dass man sie auch in schwierigen Zeiten beibehält.

Motivation hingegen ist der Antrieb, der uns dazu bringt, mit diesen neuen Gewohnheiten überhaupt erst anzufangen und sie fortzuführen. Ohne Motivation können selbst die besten Pläne und die gründlichste Vorbereitung scheitern. Motivation kann aus verschiedenen Quellen stammen: dem Wunsch, die Gesundheit zu verbessern, die Lebensqualität zu steigern, oder auch aus der Unterstützung durch Familie und Freunde. Es ist wichtig, diese Quellen der Motivation zu identifizieren und sie bewusst zu nutzen, um sich selbst immer wieder zu inspirieren und zu ermutigen.

Ein wesentlicher Aspekt der Aufrechterhaltung von Kontinuität und Motivation ist das Setzen realistischer und erreichbarer Ziele. Ziele geben eine Richtung vor und bieten einen Maßstab, an dem man seine Fortschritte messen kann. Realistische Ziele sind spezifisch, messbar und zeitlich begrenzt. Anstatt sich vage vorzunehmen, "gesünder zu leben", könnte man sich konkrete Ziele setzen, wie etwa "täglich zwei Liter Wasser zu trinken" oder "dreimal pro Woche eine halbe Stunde spazieren zu gehen". Diese konkreten Ziele machen es einfacher, den Fortschritt zu verfolgen und Erfolge zu feiern, was wiederum die Motivation steigert.

Ein weiterer wichtiger Faktor ist die Selbstüberwachung. Das Führen eines Tagebuchs oder einer Protokollierung der täglichen Aktivitäten und Ernährungsgewohnheiten kann helfen, die eigenen Fortschritte im Blick zu behalten und Bereiche zu identifizieren, die möglicherweise noch verbessert werden müssen. Selbstüberwachung erhöht das Bewusstsein für die eigenen Handlungen und deren Auswirkungen auf die Gesundheit. Es bietet auch eine Möglichkeit, sich selbst zur Rechenschaft zu ziehen und motiviert zu bleiben, indem man regelmäßig seine Fortschritte überprüft.

Es ist auch wichtig, sich daran zu erinnern, dass Rückschläge ein natürlicher Teil des Prozesses sind. Niemand ist perfekt, und es wird Tage geben, an denen man von seinem Plan abweicht oder sich entmutigt fühlt. Das Entscheidende ist, wie man mit diesen Rückschlägen umgeht. Statt sich selbst zu kritisieren, sollte man versuchen, daraus zu lernen und gestärkt weiterzumachen. Jeder Tag bietet die Möglichkeit, neu anzufangen und weiterhin auf seine Ziele hinzuarbeiten. Eine positive Einstellung und die Bereitschaft, sich selbst zu vergeben, sind hierbei von großer Bedeutung.

Ein unterstützendes Umfeld kann ebenfalls einen großen Unterschied machen. Die Einbeziehung von Familie, Freunden oder Selbsthilfegruppen kann nicht nur zusätzliche Motivation bieten, sondern auch praktische Unterstützung im Alltag. Gemeinsame Mahlzeitenplanung, gemeinsames Kochen oder gemeinsame Aktivitäten können die Belastung verringern und die Freude an einer gesunden Lebensweise erhöhen. Es kann hilfreich sein, sich mit anderen auszutauschen, die ähnliche Herausforderungen bewältigen, und voneinander zu lernen.

Regelmäßige Konsultationen mit Fachleuten wie Ernährungsberatern, Ärzten oder Therapeuten können ebenfalls wertvolle Unterstützung bieten. Diese Experten können individuelle Ratschläge geben, die auf die spezifischen Bedürfnisse und gesundheitlichen Bedingungen zugeschnitten sind, und helfen, einen maßgeschneiderten Plan zu entwickeln und anzupassen. Sie können auch motivieren, indem sie Fortschritte bestätigen und ermutigen, weiterzumachen.

Es kann auch hilfreich sein, sich kontinuierlich weiterzubilden und über die neuesten Erkenntnisse zur Nierengesundheit und Ernährungswissenschaft informiert zu bleiben. Wissen ist Macht, und je mehr man über seine Erkrankung und die besten Praktiken zur Bewältigung dieser weiß, desto besser kann man fundierte Entscheidungen treffen und motiviert bleiben.

Schließlich ist es wichtig, sich selbst zu belohnen und Erfolge zu feiern. Kleine Belohnungen für das Erreichen von Zwischenzielen können helfen, die Motivation hochzuhalten. Diese Belohnungen sollten jedoch nicht im Widerspruch zu den Gesundheitszielen stehen. Stattdessen könnten sie etwas sein, das Freude bereitet und zur Entspannung beiträgt, wie ein Kinobesuch, ein entspannendes Bad oder ein Ausflug ins Grüne.

Zusammengefasst sind Kontinuität und Motivation die Säulen, auf denen der langfristige Erfolg im Management der Nierengesundheit ruht. Durch das Setzen realistischer Ziele, regelmäßige Selbstüberwachung, den Umgang mit Rückschlägen, ein unterstützendes Umfeld und die kontinuierliche Weiterbildung können Betroffene ihre Motivation aufrechterhalten und eine nachhaltige, gesunde Lebensweise etablieren. Der Weg mag herausfordernd sein, aber mit Ausdauer und der richtigen Einstellung ist es möglich, bedeutende Verbesserungen in der Nierengesundheit und der allgemeinen Lebensqualität zu erreichen.

Ermutigung und Ratschläge für langfristigen Erfolg

Langfristiger Erfolg in der Pflege der Nierengesundheit erfordert mehr als nur Wissen und Willenskraft. Es erfordert auch eine tiefgehende Motivation und die richtige Einstellung, um kontinuierlich auf dem richtigen Weg zu bleiben. Hier sind einige ermutigende Gedanken und praktische Ratschläge, die Ihnen helfen können, langfristige Erfolge zu erzielen und ein gesundes, erfülltes Leben zu führen.

Zunächst einmal ist es wichtig, sich selbst daran zu erinnern, dass Sie nicht allein sind. Viele Menschen stehen vor ähnlichen Herausforderungen, und es gibt eine Vielzahl von Ressourcen und Unterstützungsmöglichkeiten, die Ihnen helfen können, Ihre Ziele zu erreichen. Der Austausch mit anderen Betroffenen kann unglaublich bereichernd sein und Ihnen das Gefühl geben, Teil einer Gemeinschaft zu sein, die ähnliche Erfahrungen und Kämpfe teilt. Diese Gemeinschaft kann Ihnen nicht nur emotionale Unterstützung bieten, sondern auch praktische Tipps und Ratschläge, die aus erster Hand kommen.

Ein weiterer wichtiger Aspekt ist die Selbstfürsorge. Es ist leicht, sich in den Anforderungen und Verpflichtungen des Alltags zu verlieren und die eigenen Bedürfnisse zu vernachlässigen. Doch Selbstfürsorge ist kein Luxus, sondern eine Notwendigkeit, besonders wenn es um die Erhaltung der Gesundheit geht. Nehmen Sie sich regelmäßig Zeit für sich selbst, um Aktivitäten nachzugehen, die Ihnen Freude bereiten und Ihnen helfen, sich zu entspannen und aufzutanken. Ob es sich um ein Hobby, einen Spaziergang in der Natur oder einfach nur um eine ruhige Zeit mit einem guten Buch handelt – diese Momente der Selbstfürsorge sind entscheidend, um Ihre Energie und Motivation aufrechtzuerhalten.

Es ist auch wichtig, sich realistische Erwartungen zu setzen und geduldig mit sich selbst zu sein. Veränderungen geschehen nicht über Nacht, und es wird Zeiten geben, in denen der Fortschritt langsam erscheint oder Rückschläge auftreten. Diese Phasen sind ein natürlicher Teil des Prozesses und sollten nicht als Versagen angesehen werden. Stattdessen sollten sie als Gelegenheiten betrachtet werden, zu lernen und zu wachsen. Jeder kleine Schritt in die richtige Richtung ist ein Erfolg, und es ist wichtig, sich selbst für diese Fortschritte zu würdigen und zu feiern.

Ein weiterer hilfreicher Ansatz ist es, eine positive Einstellung zu kultivieren. Positive Gedanken und Selbstgespräche können einen großen Unterschied in der Art und Weise machen, wie Sie Herausforderungen angehen und Ihre Ziele verfolgen. Anstatt sich auf das zu konzentrieren, was nicht gut läuft oder was schwierig ist, versuchen Sie, sich auf die positiven Aspekte und die Fortschritte zu konzentrieren, die Sie gemacht haben. Diese positive Einstellung kann Ihre Motivation stärken und Ihnen helfen, auch in schwierigen Zeiten durchzuhalten.

Praktische Strategien können ebenfalls helfen, langfristigen Erfolg zu sichern. Dazu gehört die Planung und Vorbereitung von Mahlzeiten, um sicherzustellen, dass Sie immer nierenfreundliche Optionen zur Hand haben. Dies kann bedeuten, größere Mengen von gesunden Gerichten vorzubereiten und einzufrieren, um an hektischen Tagen schnell und einfach auf sie zugreifen zu können. Eine gute Planung kann Ihnen helfen, Versuchungen zu vermeiden und sicherzustellen, dass Sie sich an Ihren Ernährungsplan halten können.

Es kann auch hilfreich sein, sich kleine, erreichbare Ziele zu setzen und diese schrittweise zu erweitern. Anstatt zu versuchen, alles auf einmal zu ändern, konzentrieren Sie sich auf eine Sache und arbeiten Sie daran, bis sie zur Gewohnheit wird. Sobald Sie dieses Ziel erreicht haben, können Sie das nächste in Angriff nehmen. Diese schrittweise Herangehensweise kann dazu beitragen, dass Sie sich nicht überfordert fühlen und Ihre Fortschritte besser nachvollziehen können.

Ein weiteres wertvolles Werkzeug ist die Visualisierung. Stellen Sie sich vor, wie Ihr Leben aussehen wird, wenn Sie Ihre Ziele erreicht haben. Diese positive Visualisierung kann Ihnen helfen, motiviert zu bleiben und sich auf die langfristigen Vorteile Ihrer Bemühungen zu konzentrieren. Visualisieren Sie sich selbst als gesund, energiegeladen und glücklich, und verwenden Sie dieses Bild als Motivation, um Ihre täglichen Entscheidungen zu treffen.

Unterstützungssysteme spielen ebenfalls eine entscheidende Rolle für den langfristigen Erfolg. Suchen Sie nach Möglichkeiten, sich mit anderen zu verbinden, die ähnliche Ziele verfolgen. Dies kann durch lokale Selbsthilfegruppen, Online-Communities oder auch durch Freunde und Familienmitglieder geschehen, die bereit sind, Sie zu unterstützen und zu ermutigen. Ein starkes Unterstützungssystem kann Ihnen helfen, motiviert zu bleiben und sich weniger isoliert zu fühlen.

Schließlich ist es wichtig, sich daran zu erinnern, dass es immer wieder Zeiten geben wird, in denen Sie auf Herausforderungen stoßen. Diese Herausforderungen sind Teil des Lebens und bieten wertvolle Lektionen. Nutzen Sie diese Gelegenheiten, um Ihre Strategien zu überprüfen und anzupassen, und bleiben Sie flexibel und anpassungsfähig. Indem Sie aus Ihren Erfahrungen lernen und sich kontinuierlich verbessern, können Sie langfristigen Erfolg erzielen und ein gesundes, erfülltes Leben führen.

Langfristiger Erfolg in der Pflege der Nierengesundheit erfordert eine Kombination aus Selbstfürsorge, positiver Einstellung, realistischer Zielsetzung und starker Unterstützung. Mit der richtigen Herangehensweise und einer kontinuierlichen Motivation können Sie Ihre Gesundheitsziele erreichen und Ihre Lebensqualität nachhaltig verbessern. Seien Sie geduldig mit sich selbst, feiern Sie Ihre Erfolge und bleiben Sie stets offen für neue Wege und Möglichkeiten, Ihre Gesundheit zu fördern und zu erhalten.

Kontaktinformationen und Unterstützungsmöglichkeiten

Wenn es darum geht, die Gesundheit Ihrer Nieren langfristig zu pflegen, ist es entscheidend, dass Sie nicht nur auf eigene Faust handeln, sondern auch die richtigen Unterstützungsmöglichkeiten nutzen. Egal, ob Sie gerade erst mit Ihrer Nierenerkrankung diagnostiziert wurden oder ob Sie schon länger damit leben – der Zugang zu professioneller Hilfe, Unterstützung durch Gemeinschaften und verlässlichen Informationsquellen kann einen großen Unterschied machen.

Ein erster wichtiger Schritt ist die enge Zusammenarbeit mit Ihrem medizinischen Betreuungsteam. Ihr Nephrologe, Hausarzt und Ernährungsberater spielen eine zentrale Rolle in Ihrem Gesundheitsmanagement. Diese Fachleute können Ihnen maßgeschneiderte Ratschläge geben, die auf Ihre spezifischen gesundheitlichen Bedürfnisse abgestimmt sind. Regelmäßige Kontrolluntersuchungen und Gespräche sind unerlässlich, um den Fortschritt Ihrer Krankheit zu überwachen und notwendige Anpassungen in Ihrer Behandlung oder Ihrem Lebensstil vorzunehmen. Zögern Sie nicht, Fragen zu stellen und Ihre Bedenken zu äußern – eine offene Kommunikation mit Ihrem Arzt ist der Schlüssel zu einer effektiven Behandlung.

Neben Ihrem medizinischen Betreuungsteam gibt es zahlreiche Organisationen und Vereine, die sich auf die Unterstützung von Menschen mit Nierenerkrankungen spezialisiert haben. Diese Organisationen bieten eine Fülle von Ressourcen, von Informationsbroschüren und Online-Webinaren bis hin zu lokalen Selbsthilfegruppen. Die National Kidney Foundation (NKF) in den USA beispielsweise bietet umfassende Informationsmaterialien und Programme an, die Ihnen helfen können, besser mit Ihrer Erkrankung umzugehen. Der Austausch mit anderen Betroffenen in Selbsthilfegruppen kann besonders wertvoll sein, da Sie dort nicht nur Unterstützung und Verständnis finden, sondern auch praktische Tipps und Strategien von Menschen erhalten, die ähnliche Erfahrungen gemacht haben.

Online-Communities und Foren sind eine weitere wertvolle Ressource. Plattformen wie Facebook-Gruppen oder spezielle Foren für Nierenpatienten bieten die Möglichkeit, sich mit anderen auszutauschen, Fragen zu stellen und Unterstützung zu erhalten, ohne das Haus verlassen zu müssen. Diese Communities können eine Quelle der Inspiration und Motivation sein, da Sie sehen, wie andere ihre Herausforderungen meistern und Erfolge feiern.

Auch soziale Medien können eine hilfreiche Plattform sein, um Informationen zu erhalten und sich zu vernetzen. Viele medizinische Fachleute und Organisationen teilen wertvolle Inhalte auf Plattformen wie Instagram, Twitter und YouTube. Hier finden Sie alles von nierenfreundlichen Rezepten über Motivationsvideos bis hin zu wissenschaftlichen Artikeln und aktuellen Forschungsergebnissen. Diese Informationen können Sie dabei unterstützen, informierte Entscheidungen über Ihre Gesundheit zu treffen und neue Ansätze auszuprobieren.

Eine weitere wichtige Unterstützungsmöglichkeit sind Apps und digitale Gesundheitswerkzeuge. Es gibt mittlerweile zahlreiche Apps, die speziell für Menschen mit Nierenerkrankungen entwickelt wurden. Diese Apps helfen Ihnen, Ihre Ernährung zu überwachen, Ihre Flüssigkeitszufuhr zu kontrollieren und Ihre Medikamenteneinnahme zu organisieren. Einige Apps bieten auch die Möglichkeit, Ihre Laborergebnisse zu speichern und zu verfolgen, sodass Sie immer einen Überblick über Ihre Gesundheitsdaten haben. Solche digitalen Helfer können Ihnen den Alltag erleichtern und sicherstellen, dass Sie Ihre Gesundheitsziele konsequent verfolgen.

Neben der Nutzung digitaler Ressourcen sollten Sie auch nicht die Bedeutung persönlicher Unterstützung durch Familie und Freunde unterschätzen. Sprechen Sie offen mit Ihren Angehörigen über Ihre Krankheit und Ihre Bedürfnisse. Oft sind Familie und Freunde bereit, Ihnen zu helfen, wissen aber vielleicht nicht genau, wie sie das tun können. Durch offene Kommunikation können Sie ihnen mitteilen, welche Art von Unterstützung Sie benötigen – sei es Hilfe bei der Mahlzeitenplanung, Begleitung zu Arztterminen oder einfach nur ein offenes Ohr.

Für viele Menschen ist auch der spirituelle oder religiöse Beistand eine wichtige Quelle der Stärke und Unterstützung. Suchen Sie den Kontakt zu Ihrer religiösen Gemeinschaft oder zu spirituellen Beratern, die Ihnen helfen können, mit den emotionalen und geistigen Herausforderungen einer chronischen Erkrankung umzugehen. Der Glaube und die Zugehörigkeit zu einer Gemeinschaft können Trost und Ermutigung bieten, insbesondere in schwierigen Zeiten.

Finanzielle Unterstützung und rechtliche Beratung können ebenfalls eine wichtige Rolle spielen, insbesondere wenn Ihre Nierenerkrankung zu Einschränkungen in Ihrem Arbeitsleben führt oder wenn Sie Unterstützung bei der Beantragung von Sozialleistungen benötigen. Viele gemeinnützige Organisationen bieten Beratungsdienste an, die Ihnen helfen können, sich im Dschungel der Bürokratie zurechtzufinden und die notwendigen Anträge zu stellen.

Zusammengefasst ist es entscheidend, dass Sie die vielfältigen Unterstützungsmöglichkeiten nutzen, die Ihnen zur Verfügung stehen. Professionelle medizinische Betreuung, soziale Unterstützung durch Familie und Freunde, digitale Hilfsmittel und Gemeinschaften können alle dazu beitragen, dass Sie besser mit Ihrer Nierenerkrankung umgehen und Ihre Gesundheitsziele erreichen können. Nutzen Sie die Ressourcen, die Ihnen zur Verfügung stehen, und scheuen Sie sich nicht, um Hilfe zu bitten. Ein starkes Netzwerk von Unterstützung und Informationen kann den entscheidenden Unterschied in Ihrer Fähigkeit ausmachen, Ihre Nierengesundheit zu pflegen und ein erfülltes Leben zu führen.

Es ist auch hilfreich, sich kontinuierlich weiterzubilden und auf dem neuesten Stand der Forschung zu bleiben. Durch die Teilnahme an Konferenzen, das Lesen von Fachzeitschriften und die Teilnahme an Online-Kursen können Sie Ihr Wissen erweitern und neue Erkenntnisse über die Pflege Ihrer Nierengesundheit gewinnen. Wissen ist Macht, und je besser Sie über Ihre Erkrankung informiert sind, desto besser können Sie fundierte Entscheidungen treffen.

Abschließend sei gesagt, dass der Weg zur Erhaltung der Nierengesundheit eine fortlaufende Reise ist, die Engagement, Unterstützung und ständige Anpassung erfordert. Mit der richtigen Unterstützung und den richtigen Ressourcen können Sie Ihre Ziele erreichen und ein gesundes, erfülltes Leben führen. Lassen Sie sich nicht entmutigen und nutzen Sie alle verfügbaren Mittel, um Ihre Gesundheit und Ihr Wohlbefinden zu fördern.

Ein ganzheitlicher Ansatz zur Pflege der Nierengesundheit umfasst Kontinuität, Motivation, praktische Ratschläge und den Zugang zu unterstützenden Netzwerken. Mit der richtigen Einstellung und den passenden Ressourcen können Menschen mit Nierenerkrankungen ihre Gesundheitsziele erreichen und ihre Lebensqualität verbessern. Es ist wichtig, sich der verfügbaren Unterstützung bewusst zu sein und diese aktiv zu nutzen. Mit Ausdauer, Wissen und der Unterstützung von Fachleuten und Gemeinschaften ist ein erfülltes und gesundes Leben möglich.

SCANNEN SIE DEN QR-CODE

UND LADEN SIE IHREN

BONUS HERUNTER

www.ingramcontent.com/pod-product-compliance
Lightning Source LLC
Chambersburg PA
CBHW062358220526
45472CB00008B/1854